Découverte et Initiation de la

CHROMOTHÉRAPIE

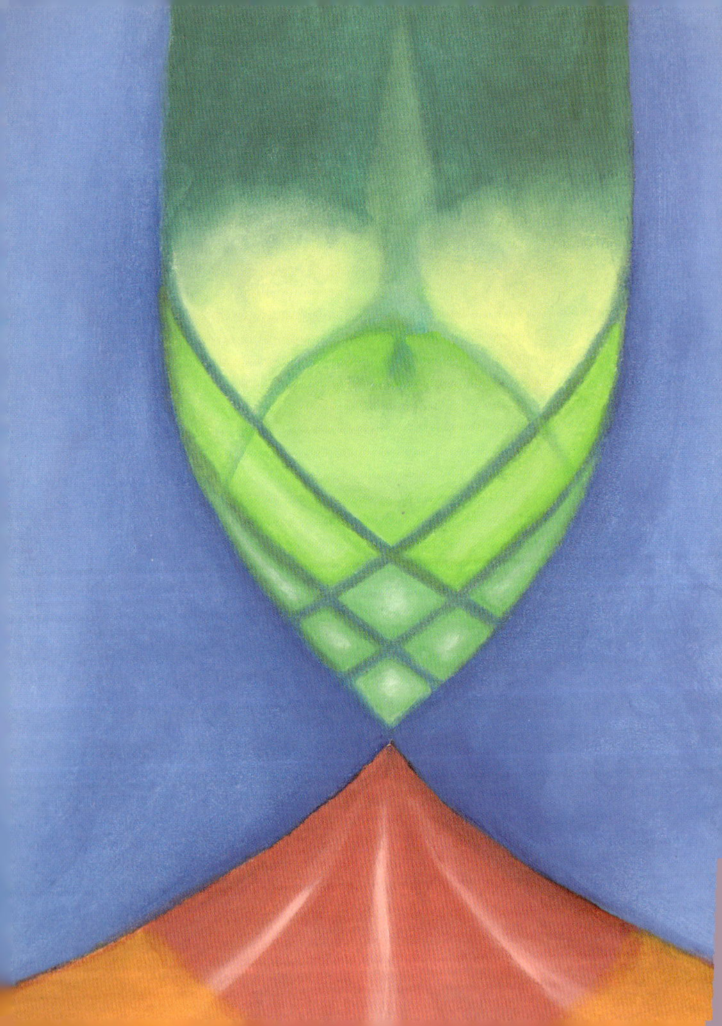

Découverte et Initiation de la

CHROMOTHÉRAPIE

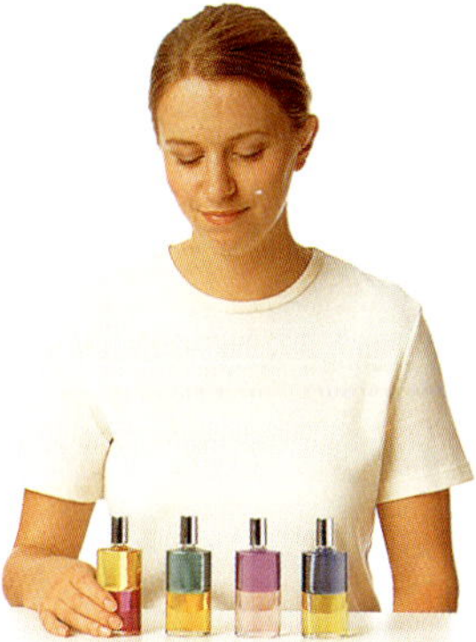

STEPHANIE NORRIS

EVERGREEN

Titre original : Secrets of Colour Healing

EVERGREEN is an imprint of
TASCHEN GmbH

Hohenzollernring 53, D-50672 Köln
www.taschen.com

Ce livre a été conçu, réalisé et produit par :
THE IVY PRESS LIMITED,
The Old Candlemakers, Lewes, East Sussex BN7 2 NZ
Direction artistique *Peter Bridgewater*
Direction éditoriale *Sophie Collins*
Réalisation *Kevin Knight, Jane Lanaway*
Edition *Rowan Davies*
Iconographe *Liz Eddison*
Photographie *Guy Ryecart*
Illustrations *Sarah Young, Ivan Hissey, Michael Courtney*
Modèles 3 D *Mark Jamieson*

Réalisation de l'édition française : *Textcase, Hilversum – Pays Bas*
Traduction pour Textcase : *Sophie Montigny*

Printed in Chine
ISBN-13 : 978-3-8228-5638-3
ISBN-10 : 3-8228-5638-X

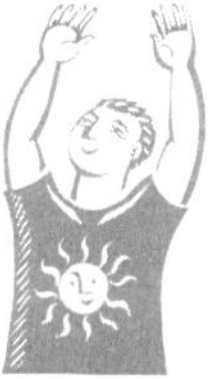

Les conseils et les méthodes présentés dans ce livre ont fait l'objet de la plus grande attention de la part de l'auteur et de l'éditeur. Néanmoins, ni l'auteur, ni l'éditeur ne peuvent être tenus responsables des conséquences de leur mise en œuvre.

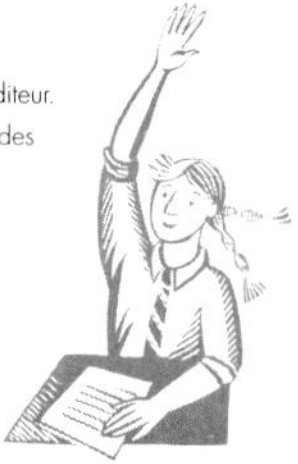

SOMMAIRE

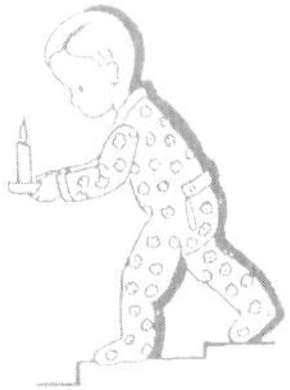 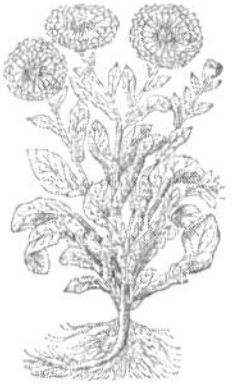 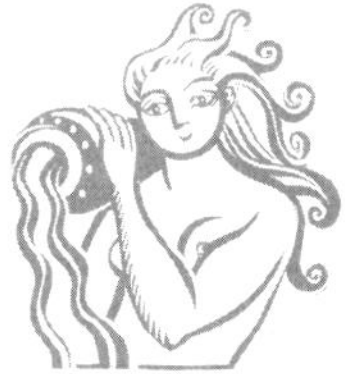 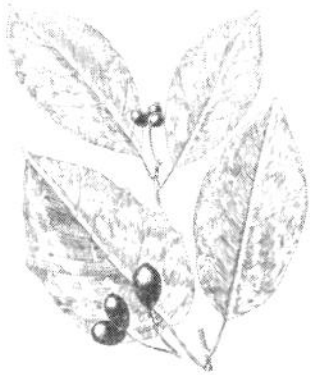

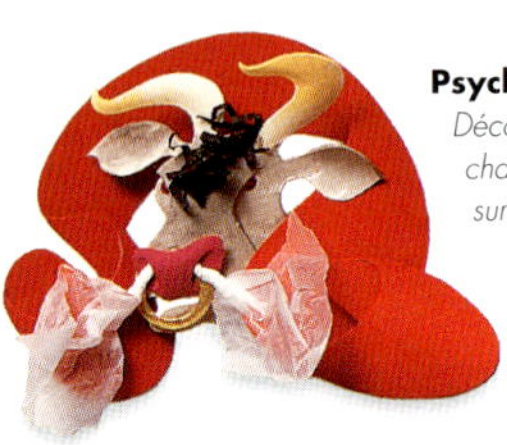

Psychologie des couleurs

Découvrez les effets de chaque couleur du spectre sur votre humeur, vos émotions et votre comportement.

COMMENT UTILISER CE LIVRE

Pour faciliter la lecture des Secrets de la chromothérapie, nous avons divisé le livre en quatre parties distinctes. La première partie présente la guérison par les couleurs dans les temps anciens et explique les principes scientifiques qui se cachent derrière la chromothérapie. La seconde se concentre sur les sept couleurs du spectre et leurs propriétés. La troisième décrit les méthodes de chromothérapie et donne des conseils permettant de la pratiquer chez soi, notamment sur la visualisation et la méditation. La dernière partie étudie l'importance des couleurs dans l'environnement et comment être en harmonie avec les couleurs que nous absorbons quotidiennement.

Complément d'information

L'éditeur ni l'auteur ne peuvent être tenus responsables de tout évènement, réclamation ou croyance décrits dans ce livre. Si vous êtes dans une condition médicale ou psychiatrique, il est conseillé de consulter un médecin avant de commencer la chromothérapie. La chromothérapie ne prétend pas remplacer de traitement médical, hospitalier ou psychiatrique.

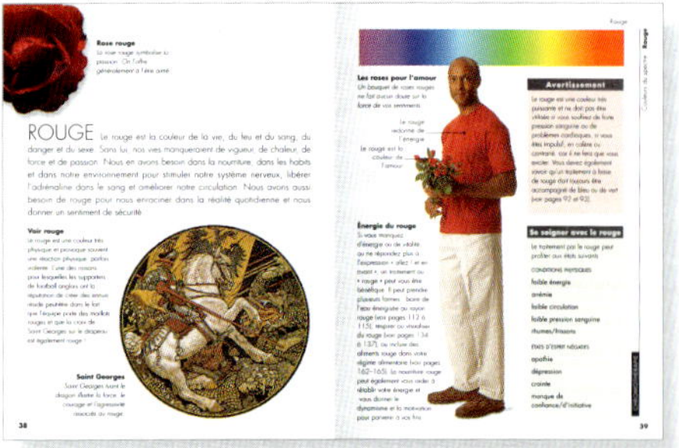

Informations pratiques

Les propriétés de chaque couleur sont clairement présentées dans ces pages.

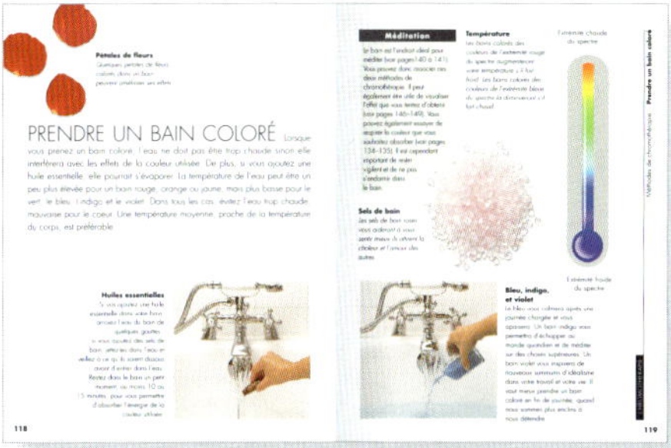

Traitement maison

Vous apprendrez à utiliser les différents traitements chez vous.

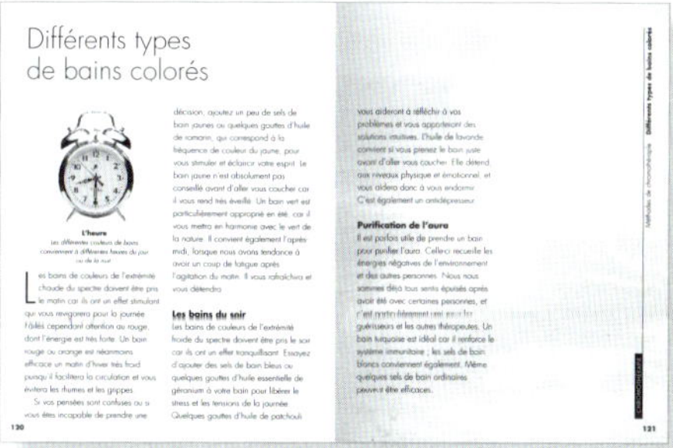

Détail

Les pages en noir et blanc vous fourniront de plus amples détails.

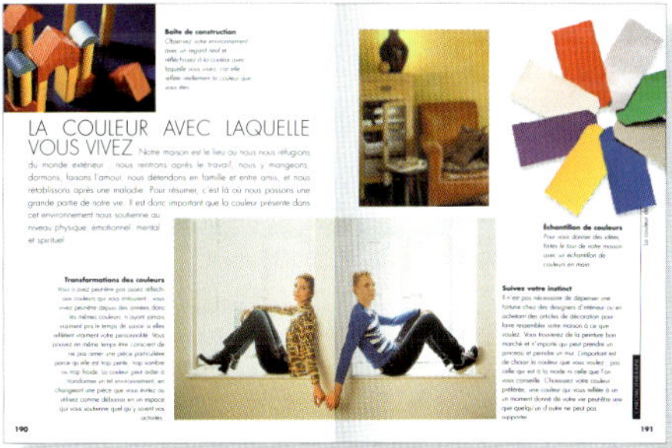

Environnement

Apprenez comment les couleurs qui vous entourent, comme vos habits et votre intérieur, peuvent améliorer votre bien-être mental.

Introduction

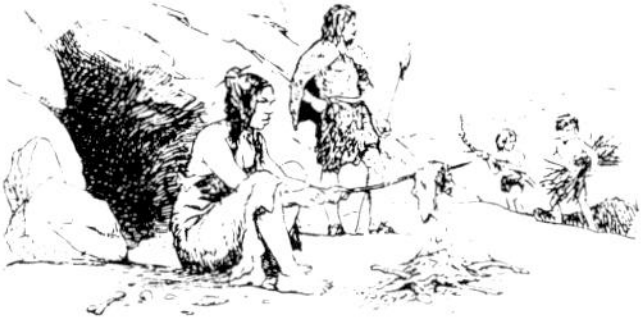

Survie
Dans les temps anciens, les couleurs jouaient un rôle vital sur la santé de l'homme, sa survie et sa culture.

La couleur, c'est tout simplement la lumière, et personne ne peut s'en passer. Les cellules de notre corps réagissent face à elle, où à son manque, ce qui affecte directement notre bien-être physique, émotif, mental et spirituel. Nous devons juste penser à la manière dont nous répondons intuitivement aux couleurs, comment nous appréhendons la splendeur du lever du soleil, ou à la magie d'un arc-en-ciel, pour prendre conscience de leur pouvoir thérapeutique.

Les premiers thérapeutes

Nos ancêtres primitifs connaissaient mieux les propriétés curatives des couleurs que nous aujourd'hui. En observant la nature et le monde qui les entourait, ils attribuèrent des propriétés à certaines couleurs, toujours valables aujourd'hui. Le rouge était par exemple la couleur du précieux feu qui les chauffait et ouisat leurs aliments ; c'était également la couleur du sang coulant dans leurs veines. Le rouge représentait donc la vie et était mis en évidence dans l'art et les rituels.

Les teintures et les pigments

Le bleu foncé, ou indigo, était la couleur du ciel sous lequel ils dormaient, rêvaient et se réveillaient en pleine forme. Le vert, celle des plantes sauvages qu'ils faisaient pousser pour se nourrir et se guérir.

Nos ancêtres utilisaient également la couleur sous forme de teintures naturelles extraites des plantes, pour décorer leur corps. Des pigments également issus de minéraux ou de baies écrasées servaient à peindre les murs ou les cavernes.

La couleur de l'environnement

Nous nous exprimons aussi à travers les couleurs que nous portons et qui decorent notre maison. De plus, nous sommes instinctivement attirés par les couleurs qui nous permettraient de corriger un déséquilibre d'énergie pouvant engendrer des problèmes physiques, mentaux ou émotionnels. En mangeant, en portant ou en nous entourant de couleurs, et en nous y exposant d'une certaine manière, nous nous guérissons. C'est l'essence même de la chromothérapie et cela fait partie des connaissances anciennes vers lesquelles nous avons commencé à nous tourner à l'Age Nouveau.

Le spectre électromagnétique

La lumière blanche est composée de nombreuses couleurs. L'oeil de l'homme n'en perçoit qu'environ 40%. Chaque couleur correspond à une longueur d'onde et à une fréquence de vibration. Les ondes électromagnétiques non perçues par l'homme sont les ondes radio, les infrarouges, les ultraviolets, les rayons X et gamma. Nous serions capables de voir les couleurs au-delà de notre gamme normale grâce au « troisième oeil » (voir page 37).

HISTOIRE DE LA CHROMOTHÉRAPIE

La chromothérapie date des civilisations anciennes d'Égypte, d'Inde, de Chine, et même du continent perdu. On dit que les temples circulaires d'Atlantis étaient des chambres dans lesquelles les hommes étaient guéris grâce à un mélange de lumière naturelle et de cristal. Les temples des Égyptiens étaient également construits de maniere à transmettre les rayons du soleil à des fins curatives. De la même façon, les grandes cathédrales du Moyen-Âge étaient munies de vitraux à travers lesquels le soleil projetait un océan de lumière colorée, immergeant et guérissant les faibles et les malades. Les hommes ont toujours adoré le soleil ; sa lumière contient toutes les couleurs du spectre et est reconnue pour ses propriétés curatives depuis les temps les plus anciens.

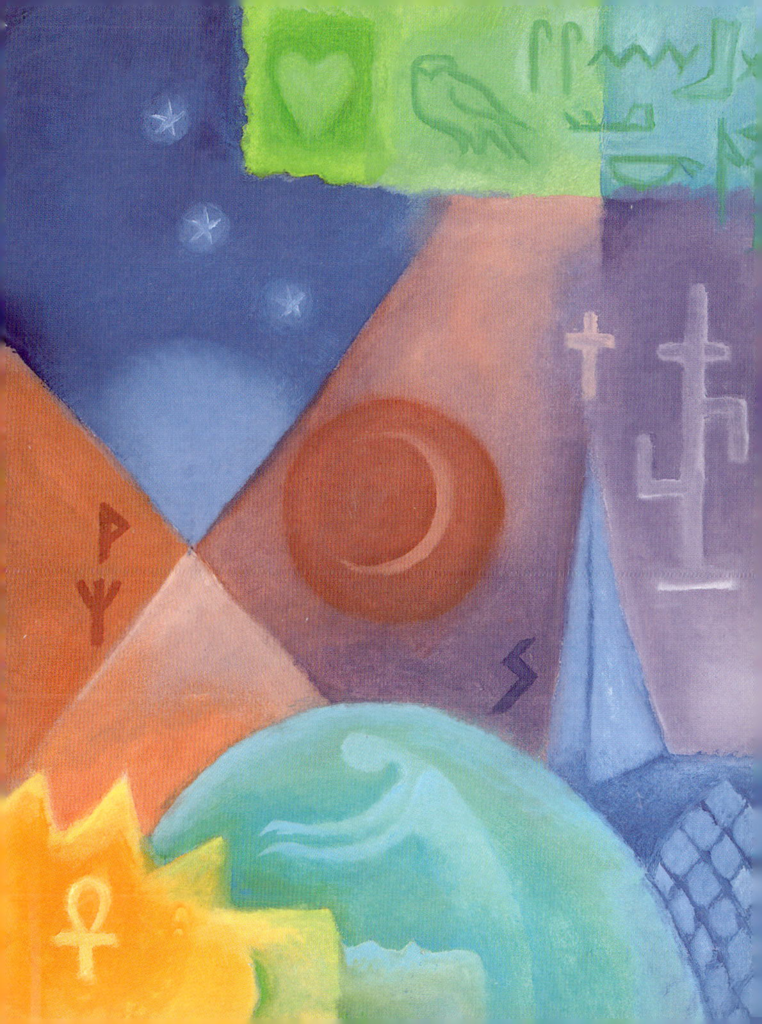

La théorie des humeurs

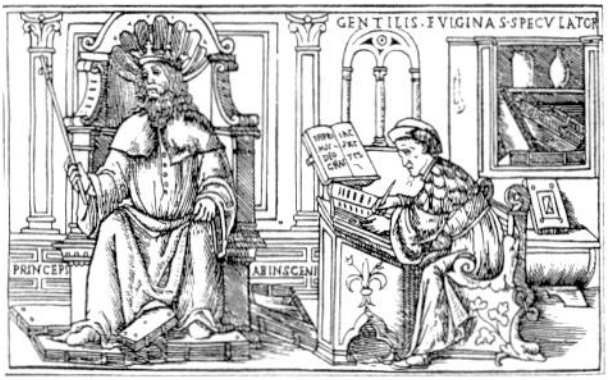

Traitement par la couleur
Les anciens grands médecins tels qu'Avicenne soignaient diverses maladies grâce à la couleur.

Au Moyen-Âge, les maladies ou déséquilibres corporels se traitaient par la théorie des humeurs. Selon celle-ci, il existe quatre principaux fluides corporels, ou humeurs : le sang, le flegme, le choléra (bile) et la bile noire. Ces fluides correspondent aux quatre éléments astrologiques, le Feu, la Terre, l'Air et l'Eau (voir pages 30 à 33), et sont associés à la chaleur, la sècheresse, le froid et l'humidité.

Chaque humeur est également liée à une couleur et à un tempérament. Un excès de sang rouge signifie donc que la personne est optimiste et gaie ; si le flegme blanc domine, la personne est alors de nature flegmatique ; la bile jaune caractérise une personne irascible et la bile noire un être mélancolique.

Avicenne

On croyait que si les humeurs étaient déséquilibrées dans le corps, le traitement par la couleur adaptée (voir ci-dessous) pouvait ramener un certain équilibre.

Les anciens médecins connaissaient ce type de thérapie par les couleurs ; Avicenne, médecin perse (980–1037), a écrit dans son influent Canon de la médecine que le rouge stimule la circulation sanguine, donc qu'une personne qui saigne ne doit pas regarder cette couleur, mais au contraire fixer du bleu qui a un effet calmant et réduit le flux de sang. Par conséquent, il prescrivait (selon les travaux de grands philosophes et médecins tels qu' Aristote, Pythagore et Hippocrate) des pommades, des bandages et des fleurs colorés pour soigner les maladies.

Paracelse

L'un des médecins les plus connus de la Renaissance était un Suisse se prénommant Paracelse (1493–1541). C'était un homme doté de talents remarquables et qui utilisait la couleur pour soigner ses patients, ainsi que les herbes, la musique, et de nombreux autres médicaments de plus en plus populaires aujourd'hui. Cependant, son nom signifiait « plus grand que Celse », le célèbre médecin de la Rome antique, et sa franchise envers les autorités de l'époque lui a valu de nombreux ennemis. Toute sa vie, ses travaux ne furent pas reconnus à leur juste valeur.

Hippocrate

Hippocrate (460–377av. J.-C.) définissait l'homme selon les quatre éléments, associant l'homme au Feu (rouge) et à l'Air, la femme à la Terre (vert) et à l'Eau (bleu).

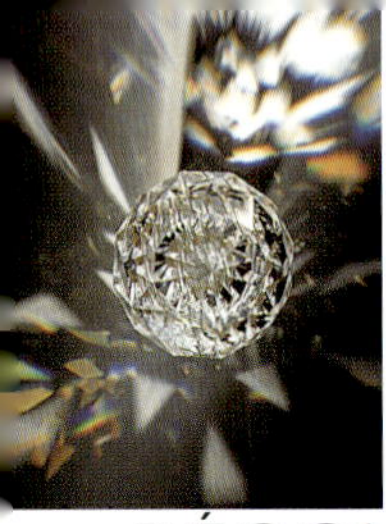

La lumière du cristal
Un cristal réfracte la lumière des couleurs du spectre comme un prisme.

DÉCOUVERTE DE LA COULEUR

Le célèbre mathématicien et physicien anglais Isaac Newton (1642–1727), connu pour ses lois de la gravitation, a également découvert comment se crée le spectre. Cette découverte est survenue par hasard alors que l'Université de Cambridge était fermée, durant la grande peste et qu'il était obligé de continuer ses études chez lui. Les travaux de Newton sont à la base de la compréhension actuelle de la couleur.

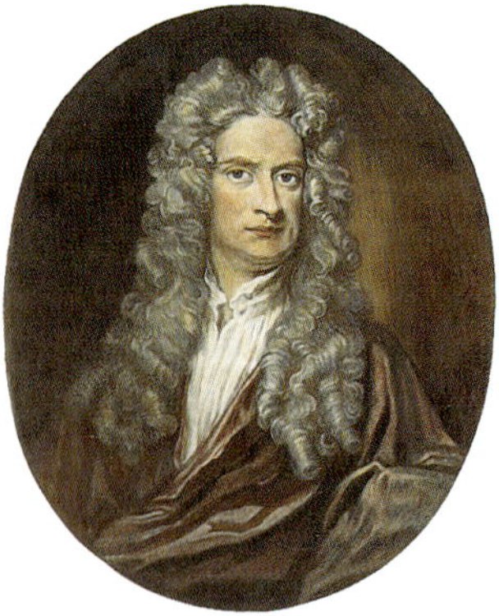

Newton
La théorie scientifique de la réfraction de Newton est démontrée de manière spectaculaire par l'arc-en-ciel.

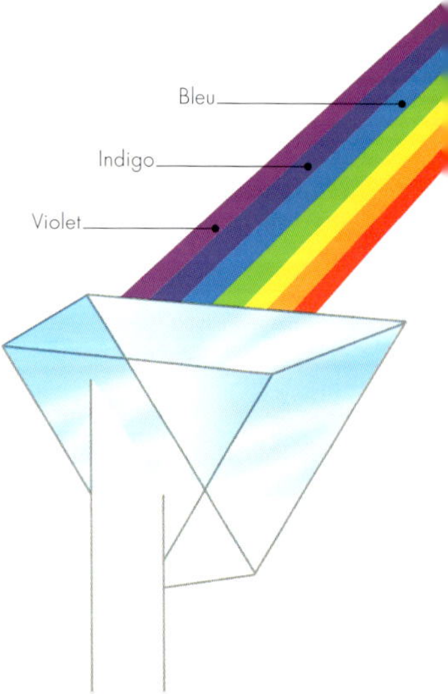

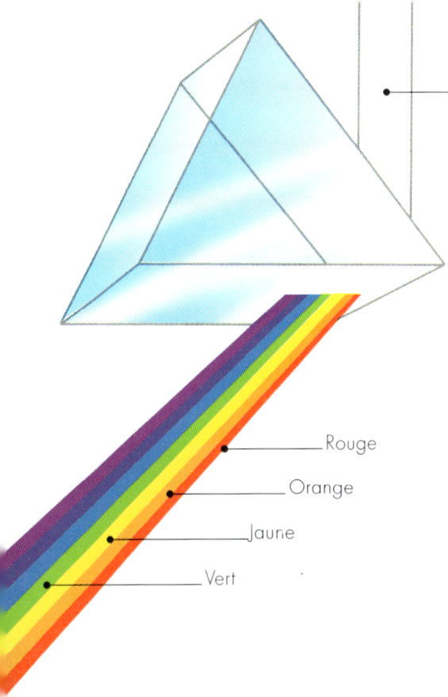

La lumière blanche est réfractée lorsqu'elle traverse un prisme, formant un spectre de sept couleurs

Le prisme de Newton

Lorsqu'il travaillait chez lui afin de comprendre la nature de la lumière, Newton fit passer la lumière du soleil qui pénétrait dans la pièce à travers un prisme. C'est alors qu'il découvrit que la lumière se réfractait dans les couleurs du spectre. Il alla plus loin et découvrit que chaque couleur avait un angle de réfraction différent, ce qui permettait à l'homme de percevoir les couleurs comme le rouge, le jaune, etc. Il découvrit également qu'en retournant le prisme, les couleurs se mélangeaient pour former à nouveau la lumière blanche. Newton en conclut que la lumière, ou la couleur, était composée d'ondes, qu'à chacune d'entre elles correspondait une longueur d'onde particulière, et que chaque couleur vibrait à une fréquence différente. C'est ainsi qu'il arriva à ce que nous connaissons aujourd'hui comme l'explication scientifique de la couleur.

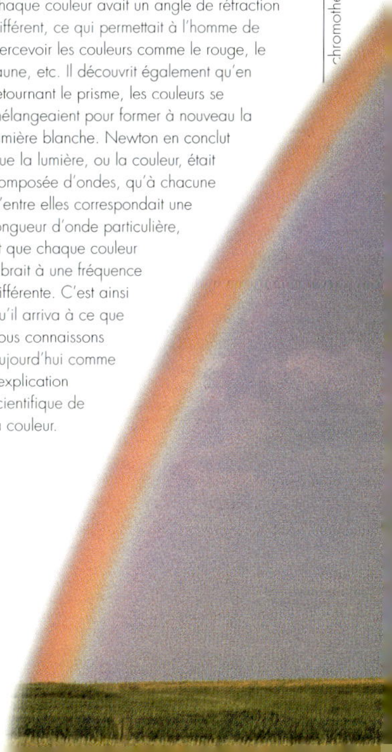

D.P. Ghadiali

D.P. Ghadiali (1873–1966), scientifique indien travaillant aux États-Unis au début du XXe siècle, a formulé les principes scientifiques des effets de chaque couleur sur le corps humain. Il a découvert que chaque organisme ou système est stimulé par une couleur particulière, et une autre qui empêche son fonctionnement. Donc, si une partie du corps ne fonctionnait pas correctement, l'équilibre pouvait être retrouvé grâce à la couleur adéquate.

Edwin Babbitt et Rudolf Steiner

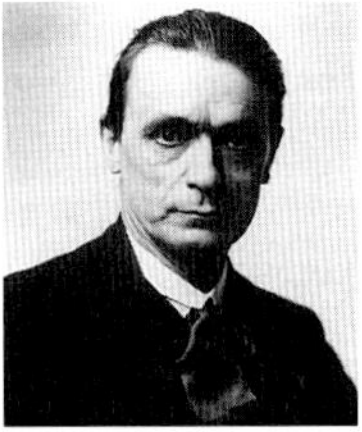

Steiner
Les idées de Rudolf Steiner sur la couleur sont toujours utilisées à l'école ; aujourd'hui pour encourager l'apprentissage des enfants.

L'un des plus importants pionniers de la chromothérapie était l'Américain Edwin D. Babbitt (1828–1905). Son oeuvre maîtresse, Les principes de la lumière et de la couleur, a fait sensation à sa publication, en 1878. Babbitt y décrivait les différents effets thérapeutiques des couleurs du spectre. Le rouge stimulait la circulation sanguine, le bleu la calmait, et l'orange et le jaune stimulaient les nerfs. Par conséquent, Babbitt prescrivait du rouge pour soigner la paralysie, du bleu pour un état nerveux ou inflammatoire et du jaune comme laxatif.

Babbitt a inventé divers appareils de traitement par la couleur comme le chromalume, une sorte d'armoire dans laquelle s'asseyait le patient, exposé à la lumière du soleil, afin d'être immergé dans une couleur grâce à une fenêtre en verre coloré. La plupart des appareils de Babbitt furent interdits, mais servaient de prototypes pour aider le traitement par la couleur.

Rudolf Steiner

Le mystérieux philosophe et éducationniste autrichien, Rudolf Steiner (1861–1925), utilisait la couleur dans ses enseignements spirituels. Bien qu'ayant étudié les sciences, Steiner expérimenta très tôt une réalité spirituelle inexplicable selon les termes du monde matériel. Il découvrit ensuite l'anthroposophie, un mouvement qui cherche à développer notre perception spirituelle et notre compréhension vis-à-vis de l'univers, ce qui a conduit à la création des écoles Steiner. Le premier centre Steiner pour l'apprentissage spirituel, le Goetheanum à Dornach (Suisse), était muni de fenêtres en verre coloré faisant prendre conscience aux gens des différents effets de celle-ci. Le bleu apportait la paix, le vert un sentiment d'harmonie, le violet améliorait la dignité et le rose donnait naissance à des sentiments d'amour inconditionnel.

Aujourd'hui, dans les écoles Steiner, l'utilisation de la couleur est presente à tous les stades du développement : des couleurs claires et chaudes pour les plus jeunes, et des couleurs plus froides pour les plus grands.

Steiner et Goethe

Steiner était influencé par J.W. von Goethe (1749–1832), le célèbre écrivain allemand. Goethe était contre Newton et sa théorie scientifique de la couleur (voir pages 14 et 15), prétendant que les couleurs sont perçues par l'oeil selon des conditions dominantes et sont un mélange de lumière et d'obscurité. La théorie de Goethe ne convainquit pas les scientifiques.

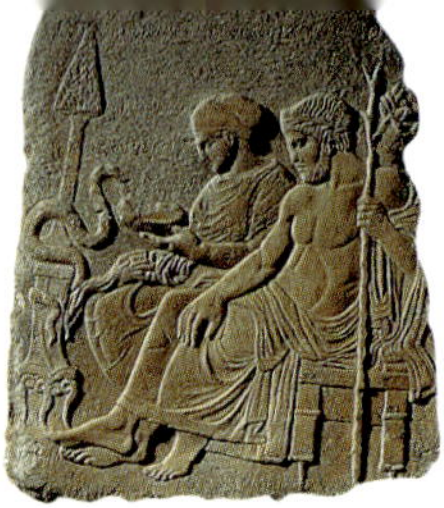

Les dieux guérisseurs
Les anciens dieux et déesses guérisseurs ont inspiré les thérapeutes par la couleur actuels.

THEO GIMBEL peut être décrit comme un vétéran de la chromothérapie moderne, surtout en grande-Bretagne. Bavarois ayant élu domicile au Royaume-Uni, Gimbel a été très influencé par les travaux de Goethe et de Steiner. Il a cependant énoncé sa propre approche de la thérapie couleur, suivant les anciens enseignements ésotériques.

Le pionnier de la couleur
Ce sont les expériences de Gimbel, en tant que prisonnier de guerre en Russie puis qu'enseignant pour enfants handicapés mentaux, qui l'ont amené à développer un intérêt majeur pour les effets de la couleur. Après des années de recherche, il créa l'école Hygeia de la thérapie couleur, dont le nom vient judicieusement de la déesse grecque de la santé. Gimbel y a formé de nombreux thérapeutes par la couleur actuels. Il a été influencé par Goethe et l'image ci-contre montre un tableau de la réfraction des couleurs de l'un de ses travaux : De la théorie des couleurs.

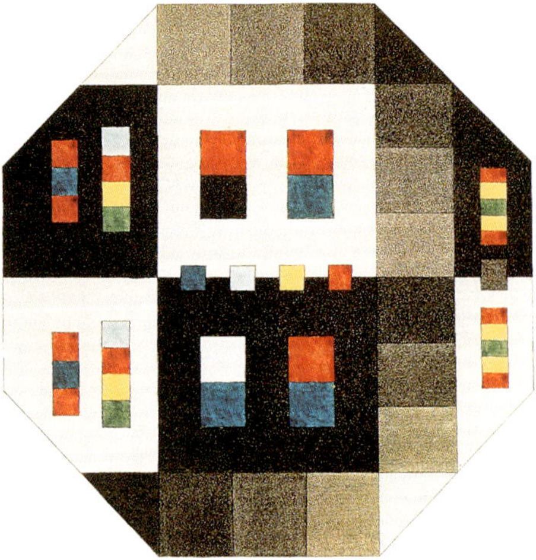

La méthode de Gimbel

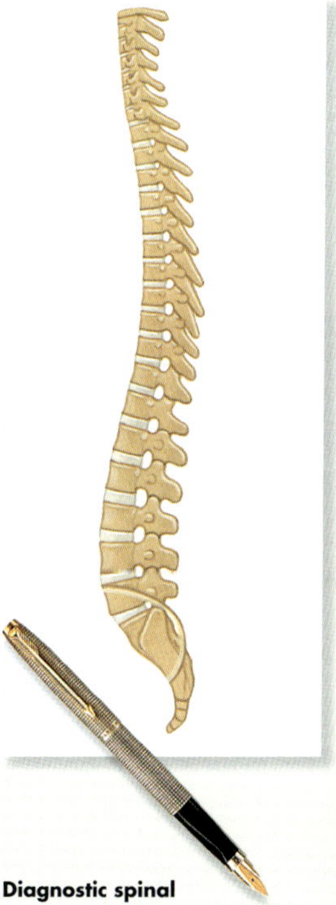

Selon Gimbel, la couleur fait partie d'un continuum qui débute avec l'obscurité et la lumière et progresse vers le son et la forme. Il est plus particulièrement connu pour sa méthode du diagnostic spinal. Il s'est cassé la colonne vertébrale quand il était jeune et aurait pu être paralysé à vie sans les connaissances du docteur de famille, qui décida de ne pas le plâtrer mais de le laisser allongé et de l'encourager à faire un peu d'exercice. Selon la méthode de Gimbel, les patients signent un dessin de la colonne vertébrale. La signature contient l'énergie du patient qu'un guérisseur est capable de récupérer. Puis chaque vertèbre est radiesthésiée (voir pages 106 et 107), le dessin est interprété et une couleur est choisie pour le traitement. Gimbel a développé son propre instrument de chromothérapie qui expose le patient à une couleur et à sa couleur complémentaire à des intervalles très précis (voir pages 92 et 93).

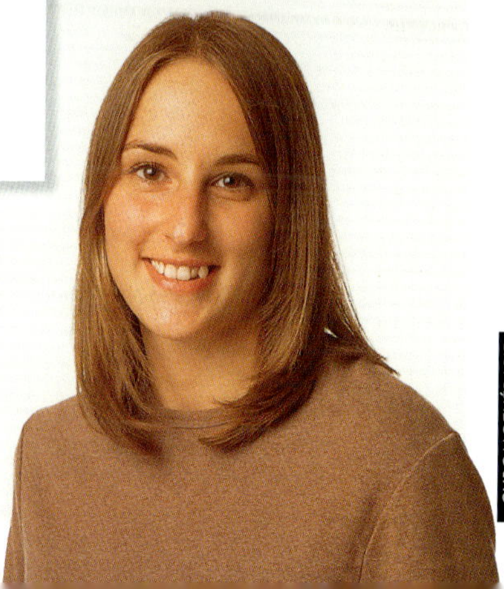

Diagnostic spinal
Selon la méthode de Gimbel, le patient signe un dessin de sa colonne vertébrale. Puis chaque vertèbre est radiesthésiée pour trouver la couleur adaptée au traitement.

Applications modernes de la couleur

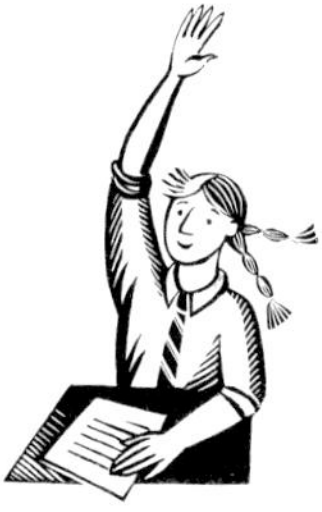

L'environnement
La couleur est utilisée dans différents environnements, notamment les écoles, pour influencer les gens à se comporter de certaines façons.

Les progrès scientifiques et technologiques de la médecine moderne ont fait de l'ombre à la chromothérapie. Mais alors que la médecine moderne utilise depuis longtemps les couleurs invisibles du spectre, l'infrarouge et l'ultraviolet, les praticiens utilisent depuis peu les couleurs visibles. La lumière bleue s'est notamment montrée efficace pour soigner diverses maladies, physiques et psychologiques, comme le cancer, les troubles de l'alimentation et diverses dépendances.

Le corps médical est de manière générale beaucoup plus réceptif aux effets physiques et psychologiques de la couleur. On le constate par exemple dans le choix de la couleur des tenues dans les hôpitaux : le vert pour l'harmonie, le bleu clair pour le calme et la tranquillité.

Changement d'humeur

D'autres professions et institutions telles que les prisons et les écoles utilisent aussi, consciemment, certaines couleurs. En prison, les murs rose clair ont permis de diminuer les comportements agressifs entre les prisonniers. Dans les écoles, le jaune encourage l'apprentissage, mais reste cependant à éviter chez les malades mentaux ou les personnes stressées, car il peut surexciter.

Lumière artificielle

La lumière naturelle nous est bénéfique,

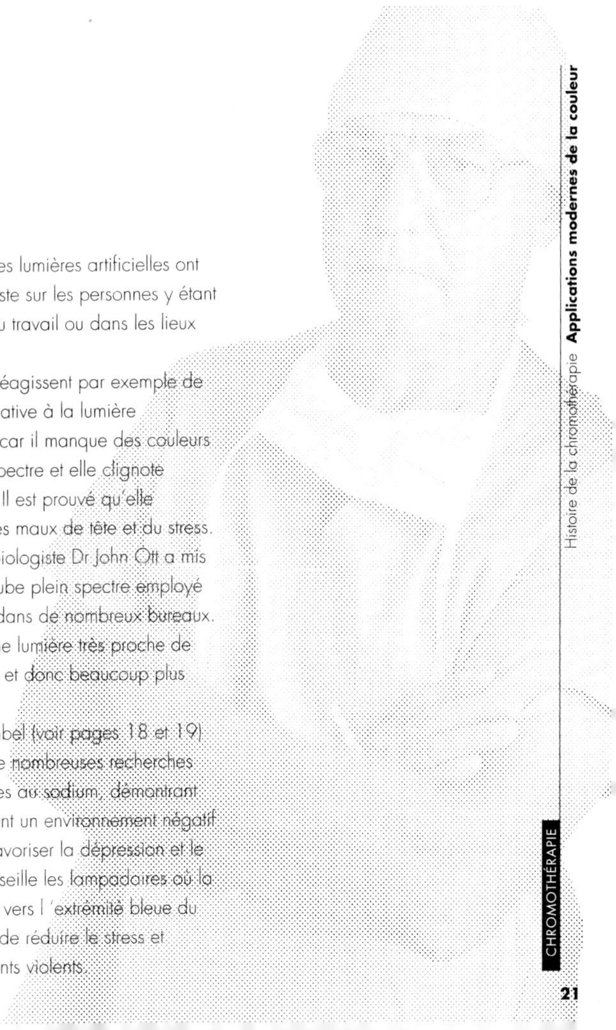

mais certaines lumières artificielles ont un effet néfaste sur les personnes y étant exposées, au travail ou dans les lieux publics.

Certains réagissent par exemple de manière négative à la lumière fluorescente car il manque des couleurs à la fin du spectre et elle clignote rapidement. Il est prouvé qu'elle provoque des maux de tête et du stress.

Le photobiologiste Dr John Ott a mis au point le tube plein spectre employé aujourd'hui dans de nombreux bureaux. Il apporte une lumière très proche de celle du jour et donc beaucoup plus saine.

Theo Gimbel (voir pages 18 et 19) a effectué de nombreuses recherches sur les lampes au sodium, démontrant qu'elles créent un environnement négatif et peuvent favoriser la dépression et le crime. Il conseille les lampadaires où la lumière tend vers l'extrémité bleue du spectre afin de réduire le stress et comportements violents.

COULEURS DU SPECTRE

La lumière, et plus particulièrement celle visible par l'homme, n'occupe en fait qu'une petite partie du spectre électromagnétique. Ce spectre comprend la lumière infrarouge d'un côté et les ultraviolets de l'autre, que nous ne percevons pas. Il comprend également les rayons X et gamma, les ondes radio et les micro-ondes. Ces derniers sont appelés ainsi car, comme le reste du spectre, ce type d'énergie dégage des ondes. La distance entre la crête d'une onde et une autre, la longueur d'onde, détermine le type d'onde. La longueur d'onde dépend de la couleur, la plus longue étant du côté rouge et la plus courte du côté violet. Les sept couleurs (rouge, orange, jaune, vert, bleu, indigo et violet) sont également appelées les sept rayons.

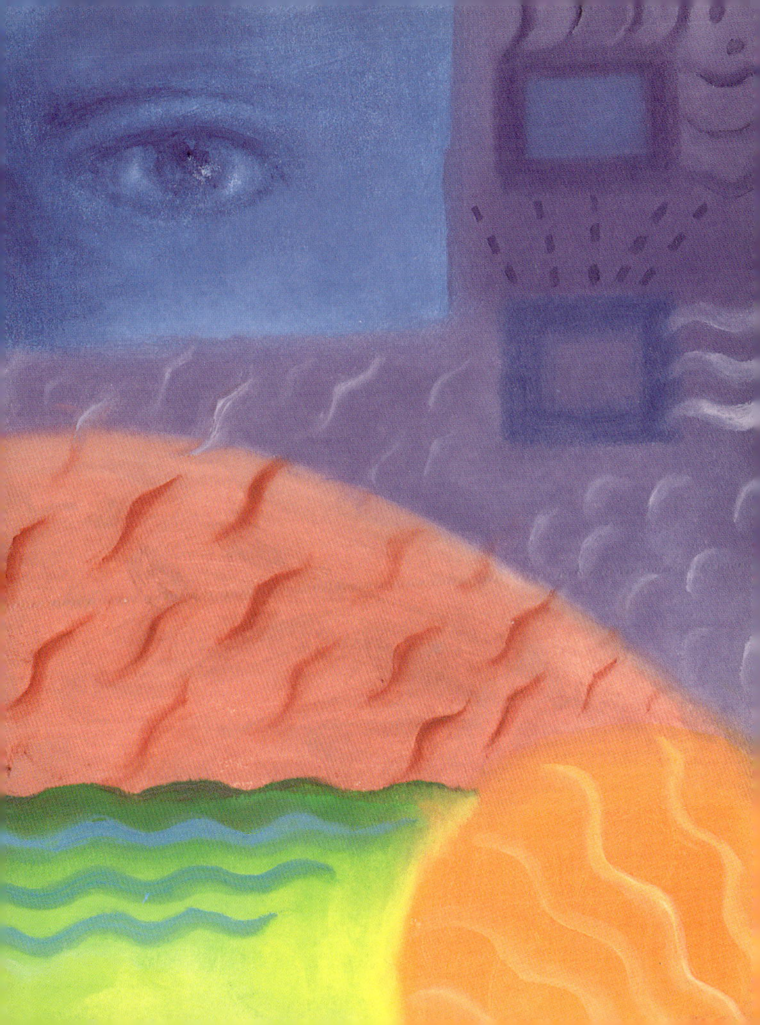

Notre réaction face à la couleur

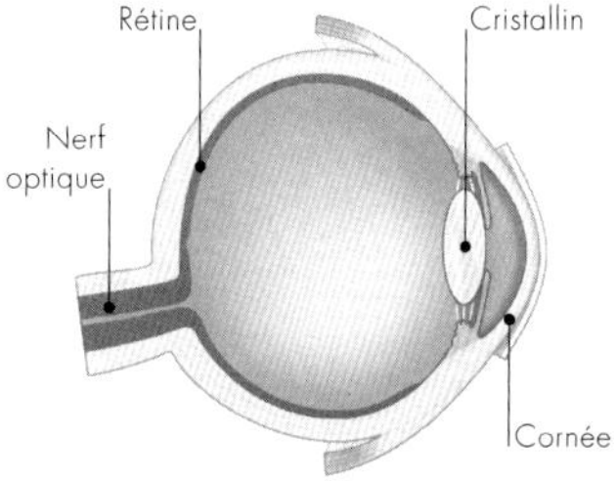

L'oeil

La lumière pénètre dans notre corps par l'intermédiaire de l'oeil, où la rétine, sensible à la lumière, la décompose en couleurs.

Tout comme les couleurs du spectre peuvent être produites en dirigeant la lumière du soleil vers un prisme (voir pages 14 et 15), un arc-en-ciel se forme lorsque les rayons du soleil traversent des gouttes de pluie. Plus les gouttes sont grosses, plus les couleurs sont éclatantes.

Le cristallin agit de manière similaire pour réfracter ou changer la direction de la lumière, la concentrant sur la rétine, membrane sensible à la lumière située à l'arrière de l'oeil. La lumière stimule ensuite deux types de cellules, à bâtonnets et à cônes. Les cellules à bâtonnets sont sensibles à la lumière faible, nous permettant de distinguer les ombres de la lumière, alors que les cellules à cônes sont sensibles aux longueurs d'onde des trois couleurs primaires, le rouge, le vert et le bleu. Lorsque la lumière frappe ces cellules, elle déclenche des impulsions du nerf transmises par le nerf optique vers le cerveau, où l'image se forme alors. C'est ainsi que nous percevons la couleur.

La couleur, les hormones et le comportement

La couleur produit une réaction biochimique au sein de notre corps, stimulant directement d'importantes glandes telles que l'hypophyse, principale glande du système endocrinien. Celle-ci produit les hormones qui régulent nos fonctions corporelles (le sommeil, le désir sexuel, le niveau métabolique, l'appétit, etc.) ainsi que nos humeurs, nos émotions et notre comportement. Deux des hormones les plus importantes sont la mélatonine et la sérotonine. Les deux sont secrétées par la glande pinéale, située dans le cerveau.

SAD

Des niveaux elevés de mélatonine ont été trouvés chez les personnes souffrant de la SAD, ou dépression saisonnière. Il s'agit d'une dépression particulière qui affecte de nombreuses personnes en période hivernale à cause du manque de soleil. Parmi les symptômes, on rencontre l'envie de dormir, la fatigue générale et un manque de désir sexuel. Cependant, ces personnes ont réagi de manière significative au traitement à la lumière blanche plein spectre.

Programmation génétique

Cette réponse directe au manque de couleur en hiver est censée être ancrée dans notre mémoire génétique. Cela remonte au temps où, comme les animaux, nous hibernions en hiver à cause du besoin de survie lorsqu'il faisait très froid et que la nourriture se faisait rare.

Nec species sua cuique manet, rerumque novatrix
ex aliis alias reddit natura figuras.
nec perit in toto quidquam, mihi credite, mundo,
sed variat faciemque novat, nascique vocatur
incipere esse aliud, quam quod fuit ante, morique
desinere illud idem. Cum sint huc forsitan illa,
haec translata illuc, summa tamen omnia constant.

La prose pourpre

La « prose pourpre » décrit le langage fleuri dans lequel l'écrivain s'emporte.

LA PSYCHOLOGIE DE LA COULEUR

L'effet profond de la couleur sur notre humeur, nos émotions et notre comportement se reflète dans les expressions qui pimentent notre langage quotidien. Inconsciemment, nous les employons pour décrire nos sentiments ou expliquer une réaction face à quelque chose. L'emploi des couleurs dans ces expressions en fait un moyen de communication très efficace.

Vert de jalousie

Être « vert de jalousie » signifie être en déséquilibre émotionnel ; le vert est la couleur qui maintient l'équilibre entre les couleurs chaudes ou le rouge et les couleurs froides ou le bleu du spectre.

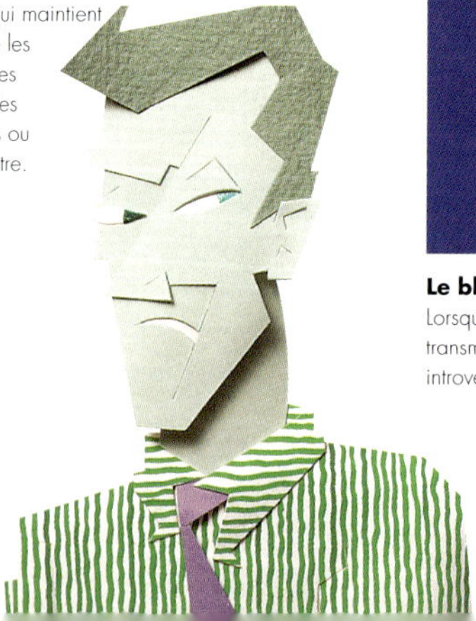

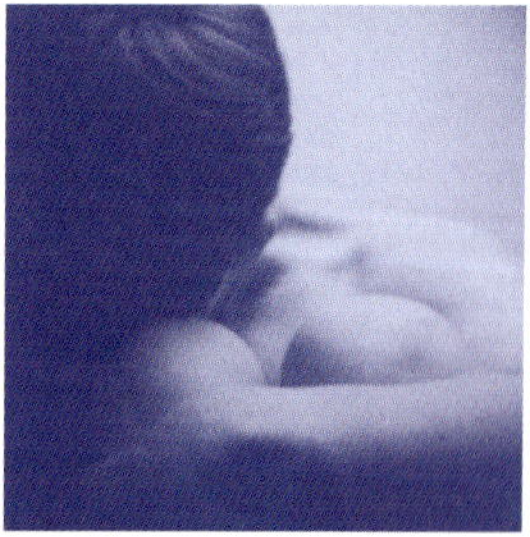

Le blues

Lorsque nous « avons le blues », nous transmettons notre solitude et notre introversion.

Voir rouge

Lorsque nous employons l'expression « voir rouge », nous décrivons une réaction immédiate qui implique la colère et l'agressivité. C'est enraciné en nous. Si nos ancêtres n'avaient pas affronté la menace du danger avec la volonté de se battre ou la force et la vitesse de s'enfuir - la réaction dite « fight or flight » (combattre ou s'enfuir) - nous n'aurions pas évolué jusqu'à aujourd'hui.

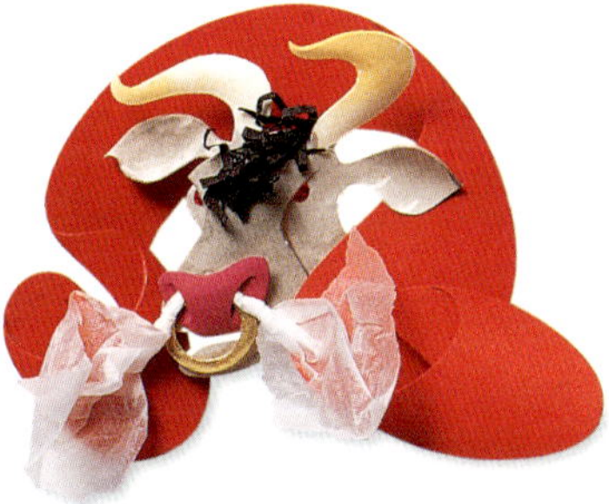

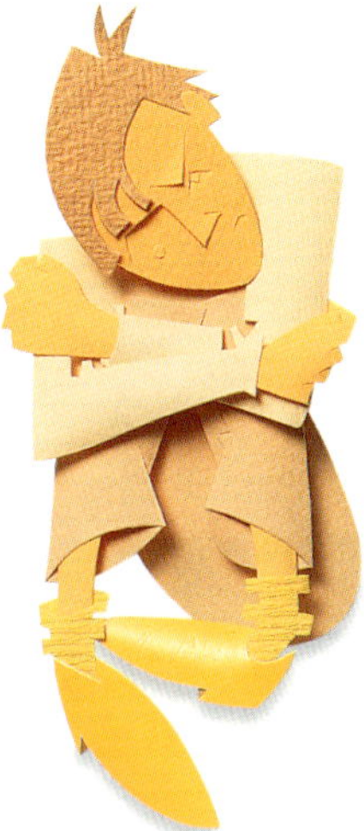

Avoir une peur bleue

Lorsqu'une personne « a une peur bleue », cela signifie qu'elle ne bougera pas pour se défendre ou défendre quelqu'un d'autre.

Broyer du noir

Une « personne colorée » est quelqu'un qui a eu une vie riche et intéressante ; un « langage coloré » se compose souvent de gros mots et entraîne une certaine énergie physique. À l'inverse, lorsque nous « broyons du noir », nous employons l'adjectif noir pour décrire un monde où les couleurs et la vie semblent avoir disparu.

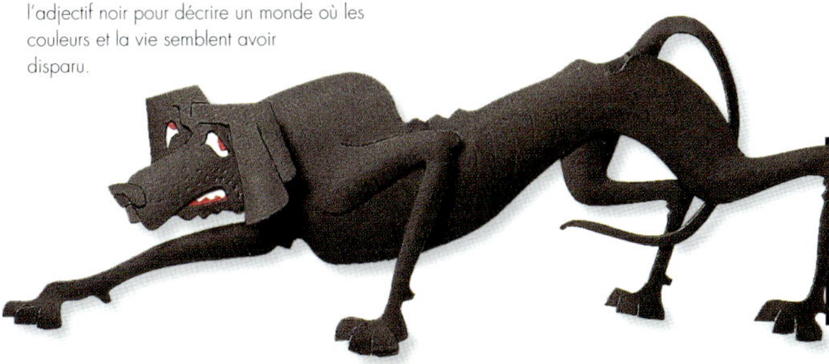

La couleur et la personnalité

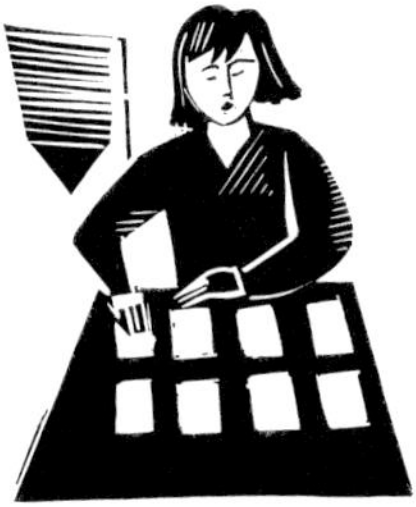

Votre couleur préférée
Les couleurs que vous choisissez en disent long sur votre personne et sur ce que vous aimez.

Nous avons tous des préférences pour une couleur ou une autre et ces couleurs en disent long sur nous, psychologiquement et physiquement. Max Lüscher, professeur suisse de psychologie, est célèbre pour son test d'analyse des préférences de couleur, selon la personnalité des gens.

Pour cette étude, on a demandé à plusieurs personnes de choisir des couleurs par ordre de préférence. Le rouge était susceptible d'indiquer une personne sûre de soi ou agressive, obstinée et confiante, du type de personnalité « rouge ». À l'inverse, le bleu indiquait une personne timide ou généralement distante, du type de personnalité « bleu ».

Il existe aujourd'hui une controverse sur les couleurs choisies par Lüscher pour réaliser ce test ; il avait proposé le marron, le gris et le noir, qui ne font pas partie du spectre. D'autres tests plus modernes ont depuis été conçus. Il est également vrai de dire que le type de personnalité rouge, une personne à forte pression sanguine, ou qui s'emporte facilement, risque de choisir la couleur opposée, autrement dit le bleu. Nos couleurs préférées sont souvent celles dont nous savons instinctivement que nous avons besoin.

La couleur est personnelle

Le choix des couleurs est très personnel ; la couleur de nos vêtements, de la décoration de notre intérieur, et même de notre voiture, en disent long sur nous. Lorsque nous décidons de repeindre une pièce d'une couleur différente ou de porter une couleur

différente, nous disons quelque chose de différent sur nous-mêmes, consciemment ou non.
Il est important de porter ou d'être entouré des couleurs que nous aimons. Elles auront un effet positif sur nous. Une couleur peut avoir une signification particulière parce qu'elle est associée à un souvenir, peut être de l'enfance. Si par exemple vous vivez en ville mais avez été élevé à la campagne, vous avez peut être envie de voir des champs verts. Une promenade en campagne peut vous faire du bien après le stress de la vie citadine. À défaut de promenade, essayez d'accrocher des posters de paysages où le vert prédomine.

Radiesthésie

Si vous ne connaissez pas la couleur dont vous avez besoin, essayez la radiesthésie (voir pages 106 et 107). Vous découvrirez ensuite que cette couleur vous attirera, sur les vêtements des autres, sur un panneau publicitaire ou même certains fruits sur le marché.

VENUS

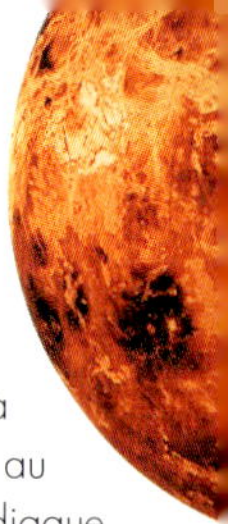

L'ASTROLOGIE ET LA COULEUR

Il y a 12 signes du zodiaque, 10 planètes et 4 éléments (le Feu, la Terre, l'Air et l'Eau). Le Feu est associé à la couleur rouge, la Terre au vert, l'Eau au bleu et l'Air au jaune ou au bleu clair. Les signes du zodiaque sont divisés en signe de Feu, de Terre, d'Air ou d'Eau (voir pages 32 et 33). Les planètes sont positionnées dans les signes. Un astrologue peut calculer votre thème astral et découvrir les planètes que vous avez dans les signes ou éléments, afin de déterminer les couleurs dominantes et manquantes.

LUNE

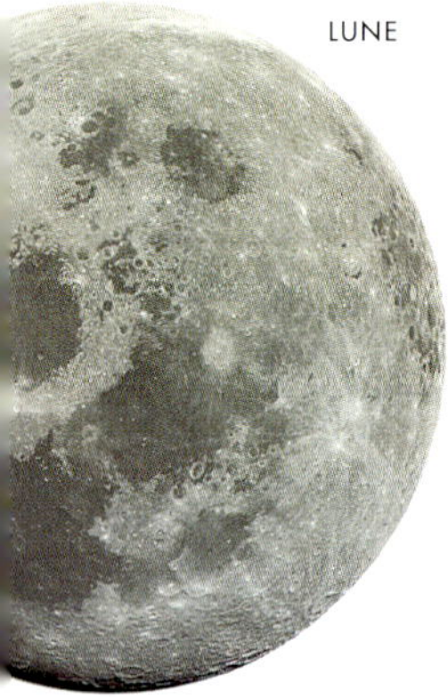

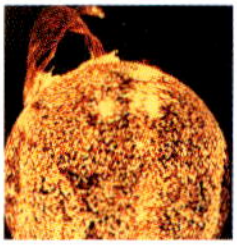

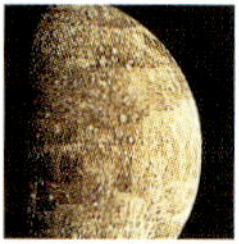

Le soleil
Énergie active ou masculine, le Soleil est jaune or, une énergie chaude et sauvage dangereuse en cas d'exposition trop longue.

Mercure
Planète de l'esprit et de la communication, généralement associée au bleu clair ou au jaune, couleur de l'intelligence

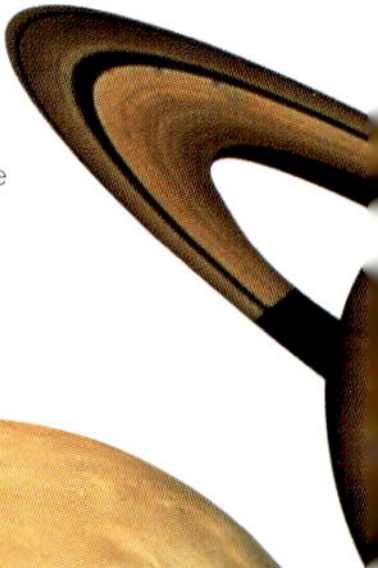

Mars
Planète de l'action, de l'agressivité et de la guerre, associée explicitement au rouge.

MARS

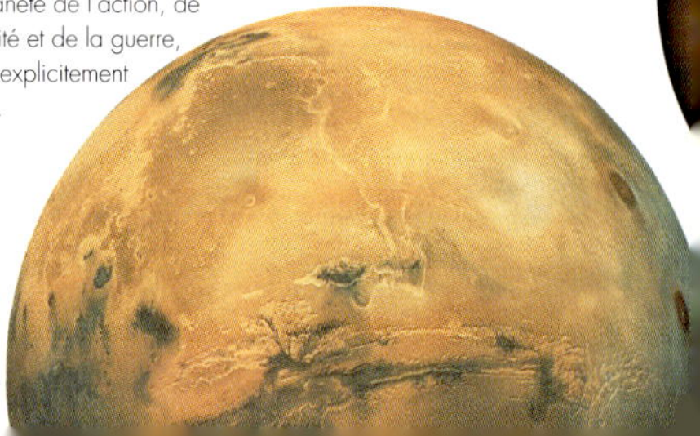

La lune
De l'autre côté, la lune est l'énergie féminine et réceptive. Elle est associée au blanc argenté, et dans son éclat nous pouvons chercher à échapper au monde quotidien et aspirer à une réalité différente.

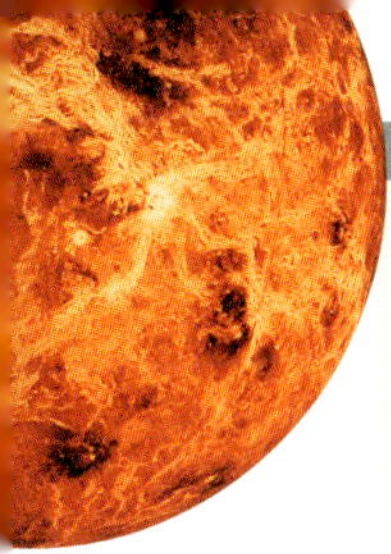

Ancienne et moderne

Les principales des dix planètes sont le soleil et la lune, également connues comme les Luminaires.

En plus de Mercure, Vénus et Mars, l'astrologie ancienne ou traditionnelle comporte deux planètes supplémentaires : Jupiter et Saturne.

L'astrologie moderne a rajouté trois planètes, découvertes plus récemment : Uranus, Neptune, et Pluton.

URANUS

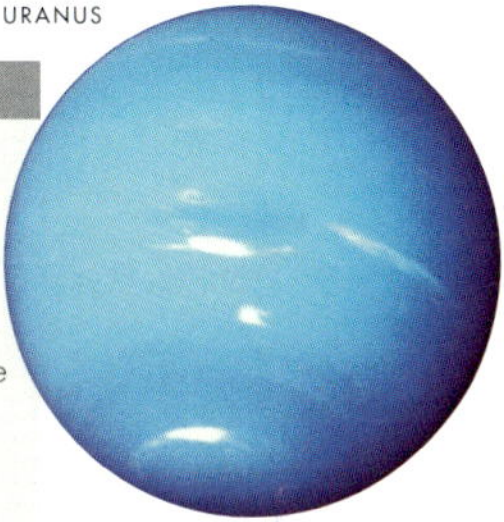

Vénus
Planète de l'amour, de la beauté et des arts, Vénus est associée au vert, couleur de la croissance, de la fécondité et de l'équilibre.

Uranus
Uranus est la planète des nouvelles idées, défiant le statu quo. Elle est associée au bleu clair.

Neptune
Neptune est la planète de toutes les choses liquides et émotives. Elle est associée au bleu foncé, comme vous pouviez vous y attendre.

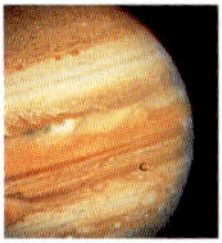

Jupiter
Planète du développement et de la chance, associée au violet.

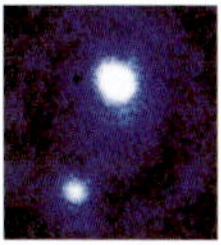

Pluton
Cette planète contrôle toutes les choses dont nous ne voulons rien savoir (les émotions refoulées, les secrets sombres et les compulsions).Elle est, bien sûr, associée au noir.

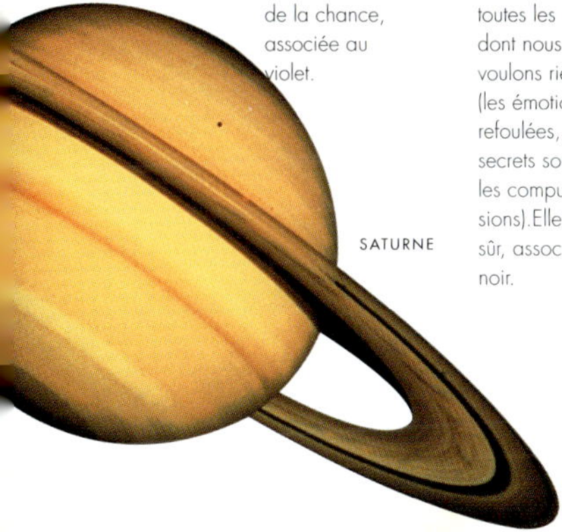

SATURNE

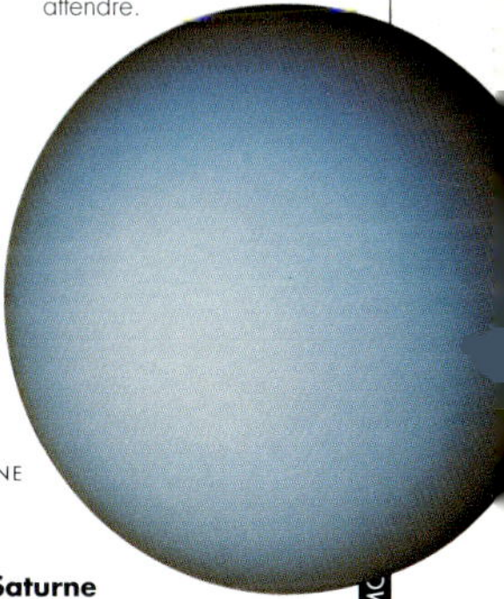

NEPTUNE

Saturne
Planète du travail, des responsabilités et des obligations, associée de manière appropriée au marron ou au noir.

Les éléments

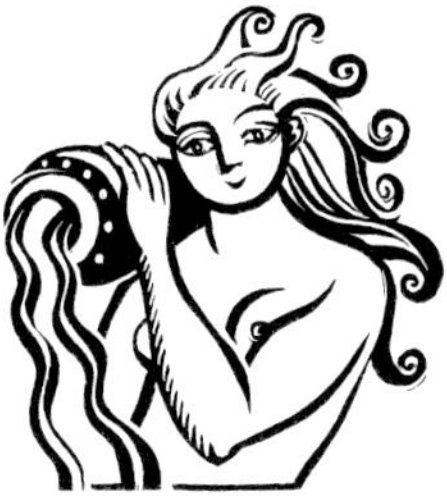

Les planètes
Le nombre de planètes qui se trouvent dans les éléments détermine votre couleur manquante.

Les 12 signes du zodiaque sont divisés en quatre groupes de trois, classés par élément :

- **Les signe de Feu** Bélier, Lion et Sagittaire.
- **Les signes de la terre** Taureau, Vierge et Capricorne.
- **Les signes d'Air** Gémeaux, Balance et Verseau.
- **Les signes d'Eau** Cancer, Poissons et Scorpion.

Chaque groupe possède ses propres caractéristiques, positives et négatives. Les signes de Feu se remarquent pour leur énergie, spontanéité, intuition et confiance en soi, mais peuvent aussi être égoïstes et dominateur. Si d'après votre thème astral vous avez de nombreuses planètes dans le Feu, vous avez beaucoup d'énergie rouge.

Les signes de Terre sont plutôt sensuels, productifs, prudents et matériels. Ils peuvent cependant manquer d'imagination et être bornés. Si de nombreuses planètes se trouvent dans l'élément Terre, vous possédez beaucoup d'énergie verte.

Les signes de l'Air sont intelligents, communicatifs, sociables et à l'aise dans le monde des idées ; ils peuvent aussi se montrer malicieux et insensibles. Si de nombreuses planètes se trouvent dans cet élément, vous avez beaucoup d'énergie bleu clair ou jaune. Les signes d'Eau sont sensibles, émotifs, imaginatifs et ont besoin de connexion spirituelle avec les autres. Ils ont cependant tendance à être mélodramatiques et irrationnels. Si de nombreuses planètes se trouvent dans l'élément Eau, vous avez beaucoup d'énergie bleu foncé.

Les éléments manquants

Il est courant de n'avoir que quelques planètes, voire aucune, dans l'un des éléments. Il devient alors votre élément manquant : si vous ne possédez pas de planète dans le Feu, vous manquez d'énergie rouge ; si vous n'avez pas de planète dans l'Eau, vous manquez alors d'énergie bleue.

Vous pouvez également avoir un excès de certains éléments. Si vous avez une planète « rouge » comme Mars dans l'un des signes de Feu, votre énergie rouge est excessive, alors que de nombreuses planètes dans les signes d'Air vous apporte un excès d'énergie bleu clair ou jaune. En possession de toutes ces informations, entourez-vous des couleurs nécessaires à votre equilibre.

Astrologie

L'astrologie lie les mouvements des planètes aux évènements terrestres, permettant à l'astrologue de prédire la vie d'un individu. Un signe du zodiaque correspond à 30° de la révolution, annuelle du soleil.

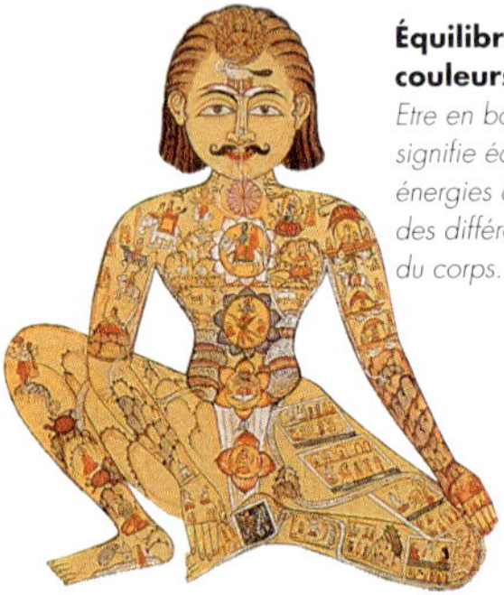

Équilibre des couleurs

Etre en bonne santé signifie équilibrer les énergies de couleur des différentes parties du corps.

LES SEPT RAYONS

Voici les sept couleurs visibles du spectre : rouge, orange, jaune, vert, bleu, indigo et violet. Ces sept rayons correspondent aux sept chakras ou centres d'énergie du corps (voir pages 100 et 101). Au niveau spirituel, ils symbolisent de grandes forces cosmiques qui représentent différentes étapes évolutionnaires dans l'histoire de l'humanité.

Évolution

Nous sommes actuellement censés évoluer de l'extrémité rouge du spectre vers l'extrémité bleue, davantage associée à la plus haute manifestation de notre être. Il est intéressant de constater notre inquiétude croissante pour le vert ou les problèmes écologiques ainsi que la croissance du mouvement écologique et des partis politiques préoccupés par ces problèmes.

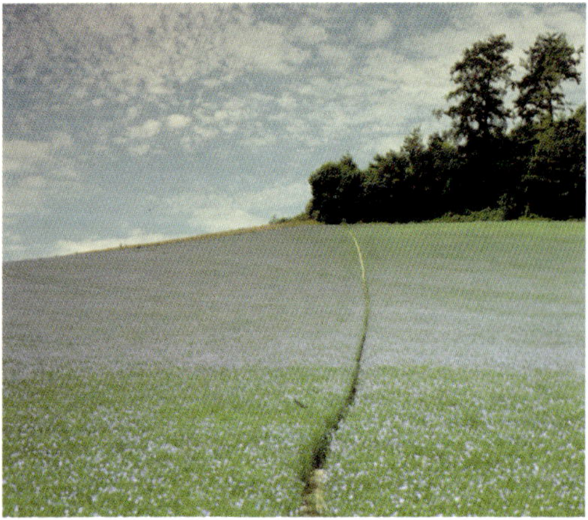

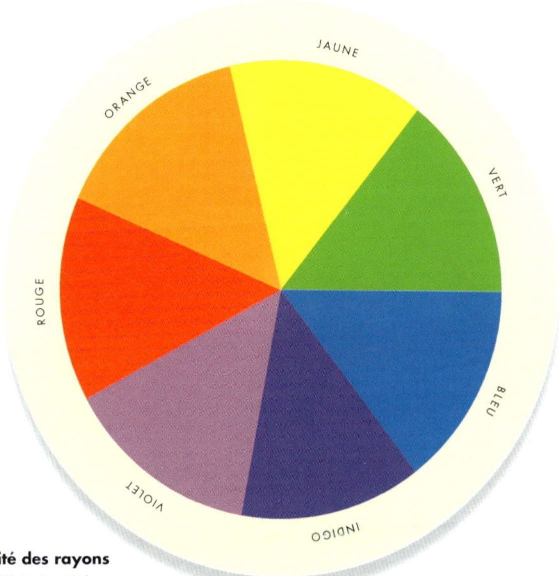

Qualité des rayons

Ces sept rayons sont également associés à différentes qualités que nous possédons tous à différents degrés. Quelques personnes sont d'un seul rayon i on dit qu'elles sont « sur » le rayon bleu ou autre ; la plupart d'entre nous sont un mélange de rayons.

Qualités des rayons

Couleur	Positives	Negatives
Rouge	Force	Brutalité
Orange	Tolérance	Indifférence
Jaune	Intelligence	Froideur
Vert	Empathie	Égocentrisme
Bleu	Justice	Intolérance
Indigo	Dévotion	Aveuglement
Violet	Mysticisme	Arrogance

Propriétés des rayons

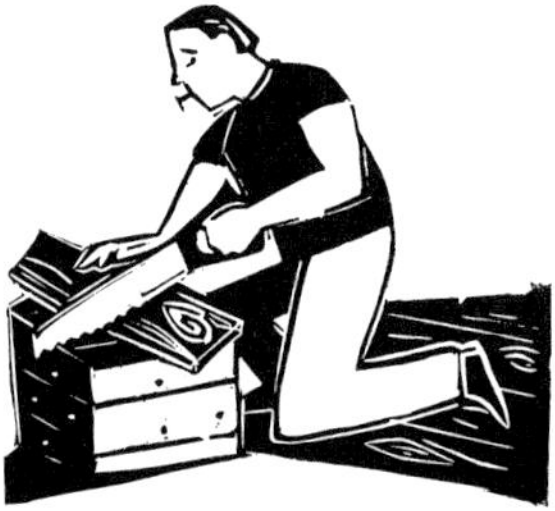

Type de personne
La couleur de votre énergie aide à définir le type de personne que vous êtes, à la fois sur le plan physique et psychologique.

Les rayons ont des attributs physiques et psychologiques. Ceux situés à l'extrémité rouge ou chaude du spectre sont plus physiques et reflètent la façon dont nous nous exprimons, alors que ceux situés à l'extrémité bleue ou froide sont plus psychologiques et reflètent notre intérieur.

Les rayons chauds

Le rayon rouge correspond au chakra racine à la base de la colonne. Il stimule notre vitalité physique, particulièrement importante pour les fonctions procréatives du corps. Cette couleur est également associée à la force, à la volonté et au courage.

Le rayon orange facilite les processus d'assimilation et de digestion et est lié au deuxième chakra ou chakra sacré. Les personnes à forte énergie orange sont biens dans leur tête et dans leur corps. Elles sont toujours positives et actives.

Le jaune est le rayon de l'intelligence et son chakra se trouve au niveau du plexus solaire, centre important pour le système nerveux. Le rayon jaune est associé à l'intelligence, à la rationalité et la capacité de concentration.

Le vert se trouve au milieu du spectre et correspond à la couleur du chakra du coeur au milieu de la poitrine. C'est le rayon de l'harmonie et de l'équilibre, de la sympathie, la compassion et la dévotion.

Les rayons froids

Le bleu est la première des couleurs froides du spectre. Ces rayons s'opposent ou ralentissent les couleurs chaudes. Ce côté du spectre nous amène vers l'intérieur et l'extérieur, loin du physique et vers le spirituel. Le bleu est lié au chakra de la gorge, centre de la communication. Ses qualités sont la vérité, la sincérité et la réflexion.

Le rayon indigo nous calme et nous conduit dans les royaumes contrôlés par le chakra frontal, ou le troisième oeil. Il nous permet de voir dans le sens psychique, discernant des choses non perçues par les cinq sens. Les qualités de ce rayon sont la vision, l'inspiration, et l'altruisme.

Le violet est la dernière couleur du spectre et les personnes se trouvant sur ce rayon ont un degré élevé de conscience. C'est le rayon du chakra coronal, situé au sommet de la tête. Ses qualités sont la spiritualité, le mysticisme et l'expression du moi supérieur.

Les chakras et la chromothérapie

Les chakras sont les centres d'énergies du corps humain ; en cas de perturbation, ils peuvent affecter le bien-être. Chaque chakra est associé à une couleur. Tout déséquilibre peut donc être traité par la couleur appropriée.

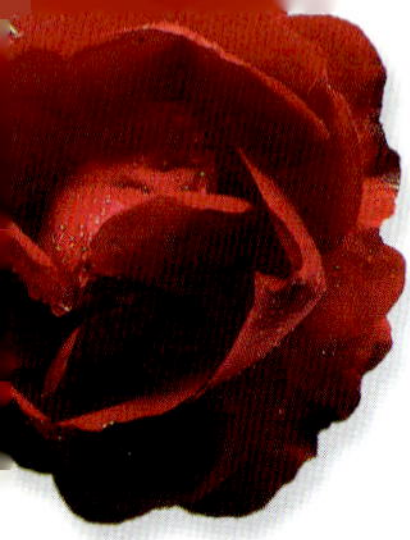

Rose rouge
La rose rouge symbolise la passion. On l'offre généralement à l'être aimé.

ROUGE

Le rouge est la couleur de la vie, du feu et du sang, du danger et du sexe. Sans lui, nos vies manqueraient de vigueur, de chaleur, de force et de passion. Nous en avons besoin dans la nourriture, dans les habits et dans notre environnement pour stimuler notre système nerveux, libérer l'adrénaline dans le sang et améliorer notre circulation. Nous avons aussi besoin de rouge pour nous enraciner dans la réalité quotidienne et nous donner un sentiment de sécurité.

Voir rouge
Le rouge est une couleur très physique et provoque souvent une réaction physique, parfois violente. L'une des raisons pour lesquelles les supporters de football anglais ont la réputation de créer des ennuis réside peut-être dans le fait que l'équipe porte des maillots rouges et que la croix de Saint Georges sur le drapeau est également rouge !

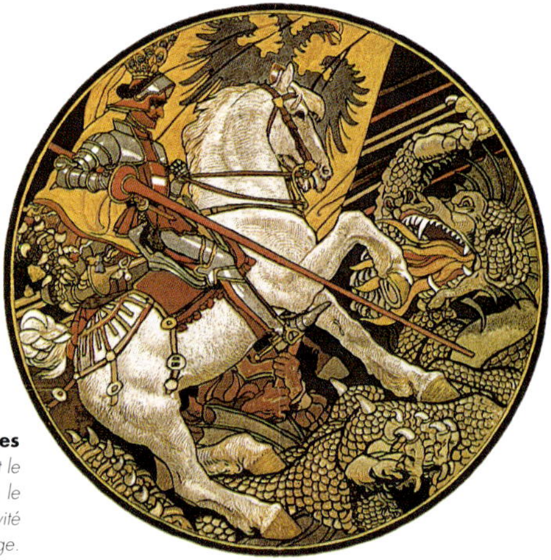

Saint Georges
Saint Georges tuant le dragon illustre la force, le courage et l'agressivité associés au rouge.

Les roses pour l'amour

Un bouquet de roses rouges ne fait aucun doute sur la force de vos sentiments.

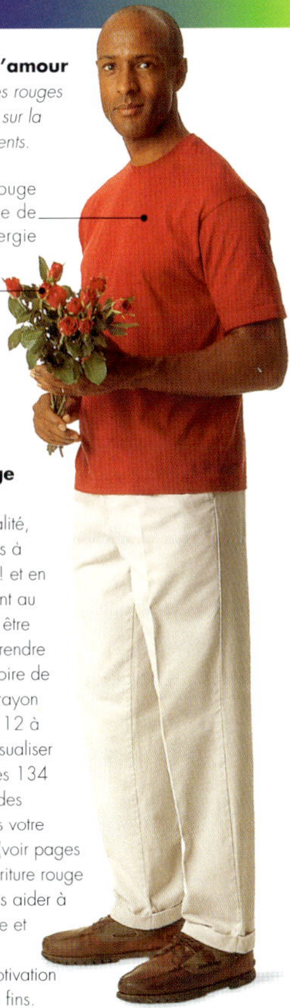

Le rouge redonne de l'énergie

Le rouge est la couleur de l'amour

Énergie du rouge

Si vous manquez d'énergie ou de vitalité, ou ne répondez plus à l'expression « allez ! et en avant », un traitement au « rouge » peut vous être bénéfique. Il peut prendre plusieurs formes : boire de l'eau énergisée au rayon rouge (voir pages 112 à 115), respirer ou visualiser du rouge (voir pages 134 à 137), ou inclure des aliments rouge dans votre régime alimentaire (voir pages 162–165). La nourriture rouge peut également vous aider à rétablir votre énergie et vous donner le dynamisme et la motivation pour parvenir à vos fins.

Avertissement

Le rouge est une couleur très puissante et ne doit pas être utilisée si vous souffrez de forte pression sanguine ou de problèmes cardiaques, si vous êtes impulsif, en colère ou contrarié, car il ne fera que vous exciter. Vous devez également savoir qu'un traitement à base de rouge doit toujours être accompagné de bleu ou de vert (voir pages 92 et 93).

Se soigner avec le rouge

Le traitement par le rouge peut profiter aux états suivants :

CONDITIONS PHJYSIQUES

faible énergie

anémie

faible circulation

faible pression sanguine

rhumes/frissons

ÉTATS D'ESPRIT NÉGATIFS

apathie

dépression

crainte

manque de confiance/d'initiative

Utilisation du rouge

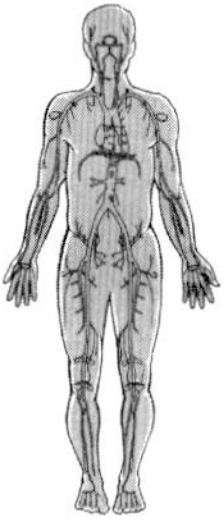

Force vitale
Le rouge est la couleur de la force qui coule dans nos veines et parcourt notre corps.

Le rouge est la couleur du Feu, l'élément du Bélier, du Taureau et du Sagittaire (voir pages 32 et 33). Il est surtout associé à la planète Mars, connue comme la « planète rouge ». Mars est la planète de l'agressivité et du désir sexuel. En ce qui concerne la partie du corps, elle est associée aux organes génitaux. C'est donc une bonne couleur à porter si votre libido est faible ou si vous voulez pimenter votre vie sexuelle !

L'un des principaux attributs du rouge est la passion, l'enthousiasme pour la vie ainsi que la passion sexuelle. On offre des roses rouges à l'être aimé, et à la Saint Valentin, des tas de coeurs rouges figurent sur les cartes et les présents. Dans ce contexte, le rouge peut aussi être un euphémisme : la zone insalubre d'une ville est généralement appelée en anglais « red-light district » (un quartier chaud).

Les personnes se trouvant sur le rayon rouge ou celles possédant beaucoup d'énergie rouge sont plutôt positives, confiantes et optimistes. Elles vont généralement de l'avant et affrontent les obstacles avec force et courage. Cependant, elles peuvent aussi exprimer leurs traits « rouges » de façon plus négative, en poursuivant égoïstement leurs propres fins sans se soucier des sentiments des autres.

Affirmations

Si vous vous sentez au creux de la vague, sur le plan physique ou émotif, et souhaitez vous revigorer, il peut être bénéfique de pratiquer l'un des traitements décrits pages 38 et 39.

Affirmation rouge

« J'ai l'énergie, la volonté et la confiance d'affronter ce qui se présentera à moi. »

Vous pouvez également écrire une affirmation « rouge ». Une affirmation est une phrase courte, écrite au présent, qui affirme ou renforce positivement un état. Vous pouvez les dire à haute voix face à un miroir pour que les mots s'y réfléchissent, augmentant leur pouvoir et vous aidant à absorber votre affirmation et à agir. Vous pouvez également écrire ces mots sur un bout de papier que vous placerez sous votre oreiller en allant au lit.

Si vous répétez régulièrement votre affirmation, ou gardez le papier sous votre oreiller, votre subconscient recevra le message et réagira.

Qualités rouges

Positives énergique, vital, enthousiaste, spontané, obstiné, courageux, motivé

Négatives insensible, agressif, impatient, autoritaire, égoïste

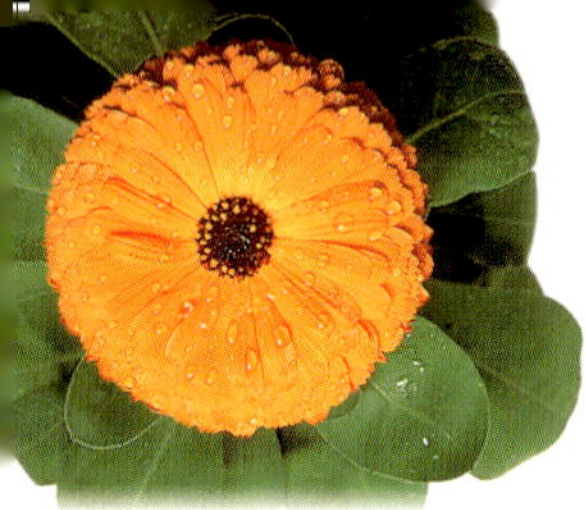

Souci

Le souci, orange et similaire à une marguerite, ne peut qu'encourager.

ORANGE

Sur le cercle chromatique, l'orange se trouve entre le rouge et le jaune. Il agit donc à la fois sur le corps physique (rouge) et sur l'intelligence (jaune). Comme le rouge, c'est une couleur forte et vibrante qui doit être employée prudemment. L'orange est associé à la santé et à la vitalité ; beaucoup commencent leur journée avec un verre de jus d'orange. Cette couleur possède également un effet énergisant, elle est pleine de vitamine C, nécessaire à booster le système immunitaire et éviter les rhumes.

Jeunesse et activité

L'orange est la couleur de la jeunesse et de l'activité. On donne souvent des oranges aux écoliers durant la récréation.

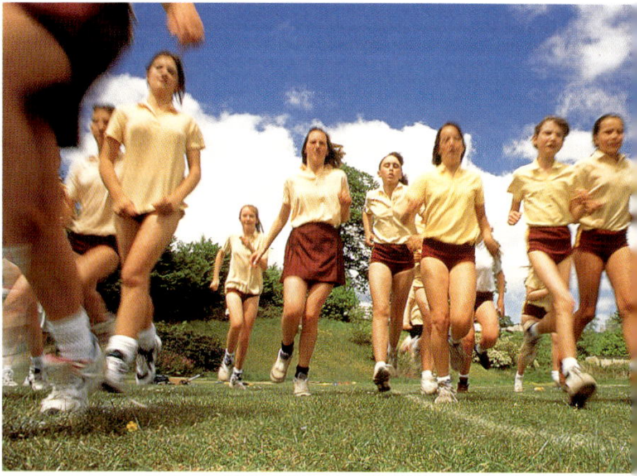

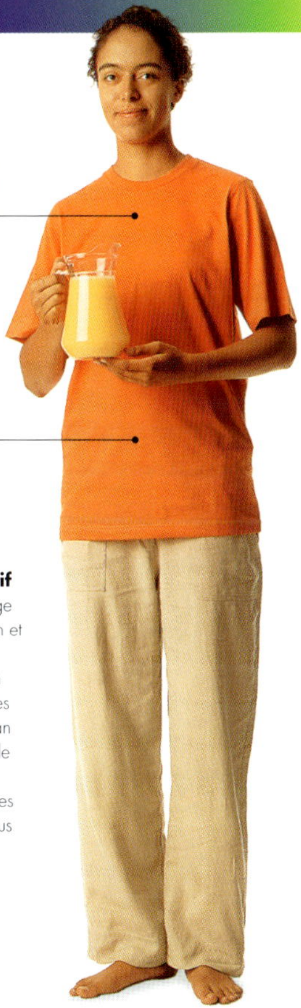

L'orange a un effet énergisant

Les aliments orange facilitent la digestion

Pouvoir digestif

La nourriture orange facilite la digestion et vous permettra d'absorber le bien tout en éliminant les déchets. Sur le plan mental ou émotif, le traitement par l'orange (voir pages 44 et 45) peut vous revitaliser, vous donner l'énergie nécessaire pour avancer.

Avertissement

Vous n'avez pas besoin d'orange supplémentaire si vous êtes en bonne santé et heureux. Un excès d'orange pourrait vous rendre trop confiant ou complaisant avec vous-même. Comme le rouge, l'orange est une couleur forte à utiliser avec précaution.

La thérapie par l'orange

Le traitement par l'orange peut profiter aux états suivants :

CONDITIONS PHYSIQUES

faible vitalité/appétit

indigestion

asthme

crampes

calculs biliaires

ÉTATS D'ESPRIT NÉGATIFS

apathie

deuil

inhibition

tristesse

ennui

Utilisation de l'orange

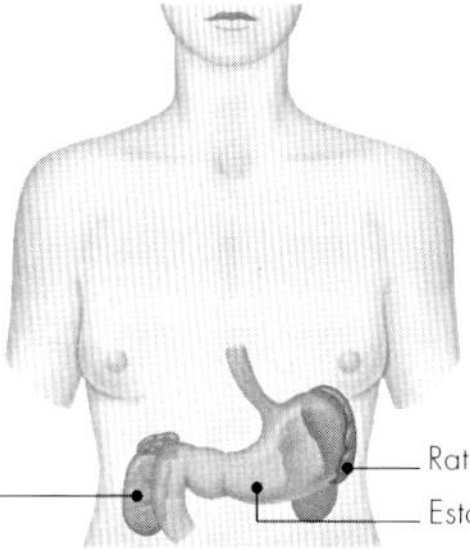

Organes digestifs
La couleur orange est associée aux organes digestifs et permettant l'élimination.

L'orange est lié à la rate, organe situé derrière l'estomac, à gauche de l'abdomen. La rate est reliée à la fois à l'estomac et aux reins et son rôle est de maintenir le sang propre et sain. La rate brise les globules rouges et les globules blancs et conserve les globules rouges pour les urgences. La signification archaïque de « spleen » (Ndt : « rate » et « mauvaise humeur » en français) est « le siège des émotions ». « Évacuer son spleen » (soit, sa mauvaise humeur) est généralement méchant ou désagréable. Et comme les organes éliminent les impuretés du sang, le traitement par la couleur orange peut vous aider à digérer les sentiments négatifs ou à accepter les évènements traumatiques de votre vie, comme la perte d'un proche ou une rupture. Elle peut également être bénéfique si vous avez l'impression d'être dans la routine, de ne plus avancer, et si vous craignez les changements qui vous permettraient de laisser le passé derrière vous et d'avancer. L'action associée à cette couleur est le développement, l'ouverture de soi à la vie, pour vous engager à nouveau avec elle.

Positiver

La couleur orange est associée à la pensée positive. C'est pourquoi elle est souvent employée par les entreprises qui veulent nous encourager à acheter leurs produits. Le succès d'une compagnie aérienne à bas prix peut en partie être dû à l'emploi de cette couleur !

Affirmation orange

« J'ai un esprit et un corps sains et je profite pleinement de la vie. »

Écrire une affirmation « orange » peut vous aider à regagner une certaine joie de vivre puisqu'elle agira comme une sorte de « remontant » mental, comme boire un verre de jus d'orange ou d'eau chargé d'énergie orange (voir pages 112-115) revitalise le corps.

Portez également de l'orange, pas forcément une tenue complète, car c'est une couleur très vive qui ne convient pas à tous les types de peau, mais un foulard ou une cravate, voire même un bijou avec de l'ambre ou du corail. Même le simple fait de placer un vase de soucis ou de lys orange dans votre environnement peut aider à remonter le moral. Essayez et observez le résultat.

Qualités oranges

Positives exubérant, sensuel, grégaire, de bonne humeur, joueur, sportif

Négatives abusif, fainéant, dépendant, rude, superficiel

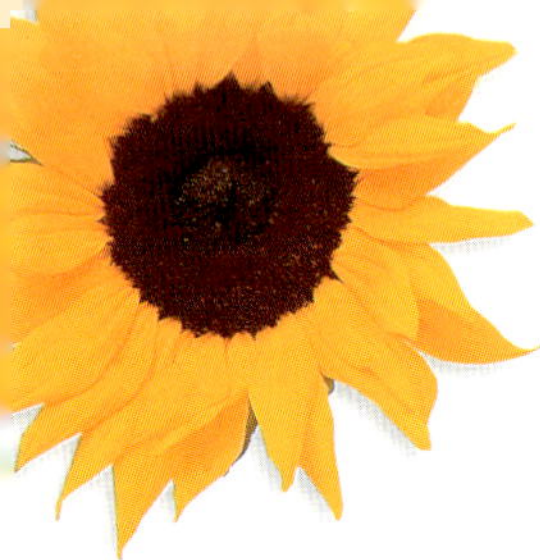

Fleurs jaunes
Si vous êtes déprimé, la présence de fleurs jaunes peut être bénéfique.

JAUNE

La jonquille est peut-être la fleur qui nous remonte le plus le moral après les longs mois d'hiver, son jaune vif sonnant l'arrivée du printemps. Alors qu'il se promenait, le poète William Wordsworth fut tant inspiré à la vue d'un banc de jonquilles qu'il en écrit un poème. Il commence par l'un des plus célèbres vers de la langue anglaise, « J'errais solitaire comme un nuage ». Dans son poème, Wordsworth parle de la manière dont son énergie fut remontée à la vue des fleurs, et l'est restée pendant longtemps.

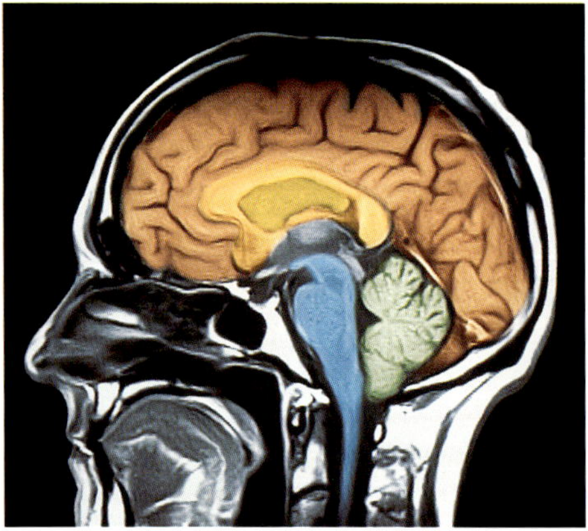

Cerveau gauche
La couleur jaune est liée à l'esprit rationnel et au raisonnement limpide, associés au cerveau gauche, en opposition avec l'intuition et la clairvoyance, associées au cerveau droit.

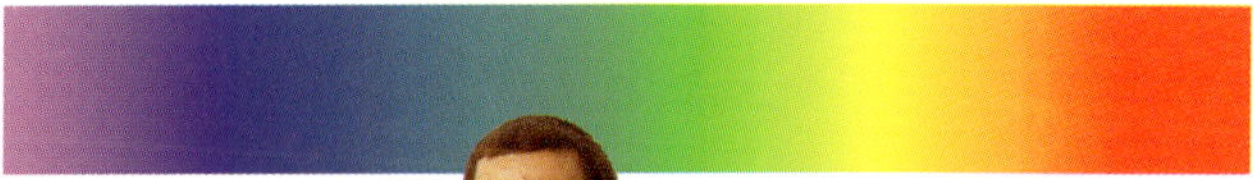
Jaune

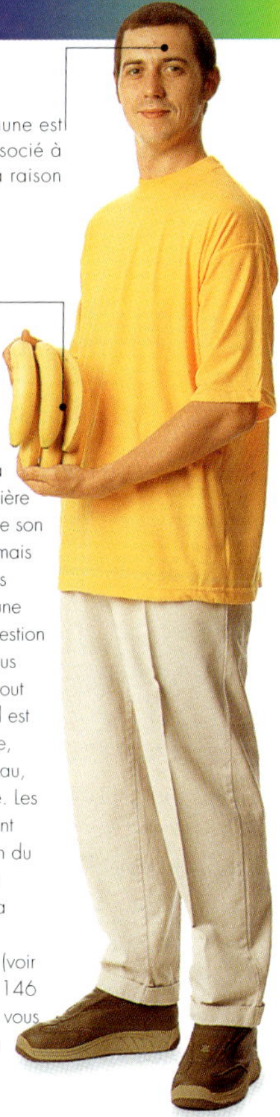
Le jaune est associé à la raison
Les aliments jaunes sont détoxiquants

Rétablissez-vous

Après le blanc, le jaune est la couleur la plus proche de la lumière du soleil, au niveau de son éclat et de sa teinte, mais aussi au niveau de ses effets fortifiants. Le jaune est parfait si votre digestion est lente ou si vous vous sentez maussade, surtout mentalement, puisqu'il est associé à l'intelligence, côté gauche du cerveau, qui est le côté logique. Les aliments jaunes peuvent faciliter la détoxication du système et éliminer les impuretés, alors que la respiration ou la visualisation de jaune (voir pages 134 à 137 et 146 à 147) vous aidera à vous concentrer et stimulera votre flot d'idées.

Avertissement

Il est préférable d'éviter le jaune si vous avez des problèmes d'estomac, si vous vous sentez nerveux ou agité, si vous êtes stressé ou incapable de vous détendre ou si vous avez des troubles du sommeil.

La thérapie par le jaune

Le traitement par le jaune peut profiter aux états suivants :

CONDITIONS PHYSIQUES

constipation

flatulences

diabète

problèmes de peau

épuisement nerveux

ÉTATS D'ESPRIT NÉGATIFS

dépression

faible amour-propre

courte durée d'attention

stress des examens

angoisse de la page blanche

Utilisation du jaune

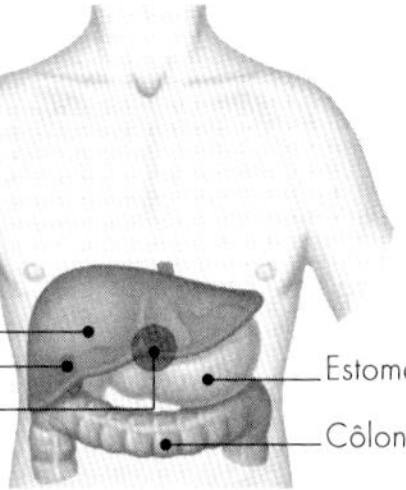

Plexus
Lié au foie, aux intestins et à la vésicule biliaire, le réseau nerveux qui se dégage du plexus solaire ressemble aux rayons du soleil.

Le jaune est lié au plexus solaire, le réseau de nerfs sympathiques situé derrière l'estomac et lié aux principaux organes abdominaux : le foie, les intestins et la vésicule biliaire.

Le plexus solaire est un centre important du corps humain pour tous les processus digestifs. Le terme « solaire » vient du latin sol, qui signifie « soleil », le centre du système solaire.

Le jaune stimule l'action des organes abdominaux, surtout le flux de la bile, qui joue un rôle essentiel dans la digestion et l'absorption des graisses. La bile est sécrétée par le foie, dont la principale fonction est de transformer les aliments en substances nécessaires au corps humain.

Dans les temps anciens, le foie était considéré comme le centre de l'amour ou de la passion, d'où l'expression « avoir le foie blanc ».

Éliminer la négativité

Aussi bien sur un pan psychologique que physique, le jaune aide à faire bouger les choses, éliminant les pensées et les sentiments négatifs qui peuvent miner votre sens de la valeur personnelle.

Il peut aussi faire de même dans des circonstances sociales ; pour que vos soirées soient réussies, accrochez du jaune dans les pièces où les invités seront rassemblés. N'en mettez cependant pas trop, ils risqueraient d'être trop excités et de commencer à se chercher.

Le jaune est aussi une bonne couleur pour les enfants puisqu'il permet de développer leurs capacités cognitives. S'ils ont une salle de jeux ou un bureau,

Affirmation jaune

« Je communique de manière efficace mes idées aux autres ».

il peut être profitable d'introduire du jaune dans le thème de la pièce. Il vaut cependant mieux éviter de peindre la chambre d'un enfant en jaune car ces qualités de stimulation pourraient être la cause d'une certaine agitation et de difficultés à dormir.

La touche dorée

Sur le plan psychologique l'or, ou le jaune or, représente la connaissance à son plus haut niveau, la sagesse acquise par l'expérience. Au sens spirituel, il est en fin de compte plus précieux que les bijoux en or, souvent symboles de richesse, de statut et de privilège.

Qualités jaunes

Positives rationnel, raisonnement limpide, ouvert d'esprit, froid, sociable

Négatives critique, raisonneur, obstiné, évasif, agité

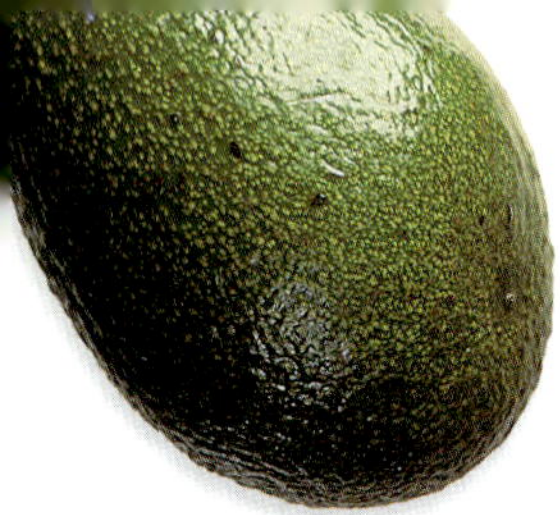

Les aliments verts
Les aliments de couleur verte sont essentiels pour la santé, permettant de garder l'équilibre. Les avocats sont pleins de vitamines A et E.

VERT

Le vert est la couleur de la nature, des champs, des collines et des bois, où nous nous rendons souvent pour nous rafraîchir et recharger nos batteries après une journée en ville, enfermés dans un immeuble. Tout est en harmonie dans la nature et nous pouvons y retrouver notre centre après une journée de travail chargée et stressante ou une journée en famille.

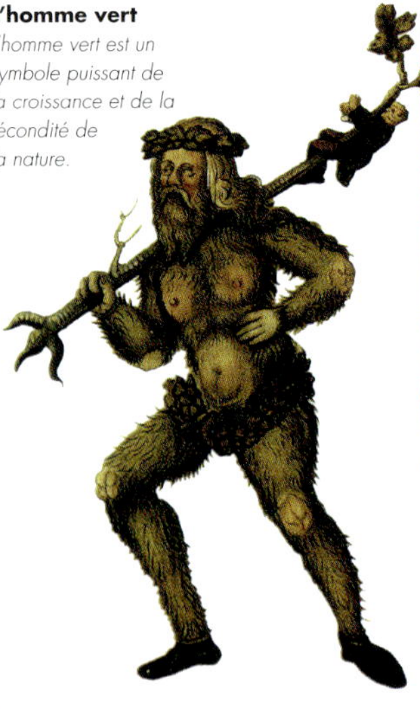

L'homme vert
L'homme vert est un symbole puissant de la croissance et de la fécondité de la nature.

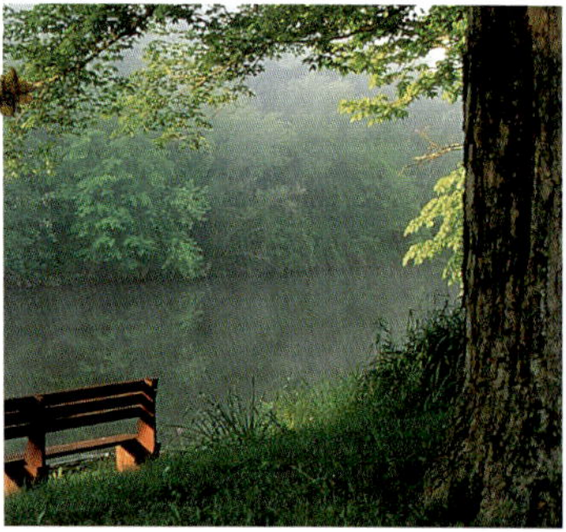

Le pouvoir apaisant de la nature
Si vous n'êtes pas dans votre assiette, une balade en campagne est souvent bénéfique ; si vous vivez en ville, essayez les parcs ou les jardins publics. N'ayez pas peur de prendre un arbre dans les bras, même si cela vous semble ridicule. Les arbres regorgent d'énergie et peuvent vous aider à vous stabiliser si vous vous sentez fragile.

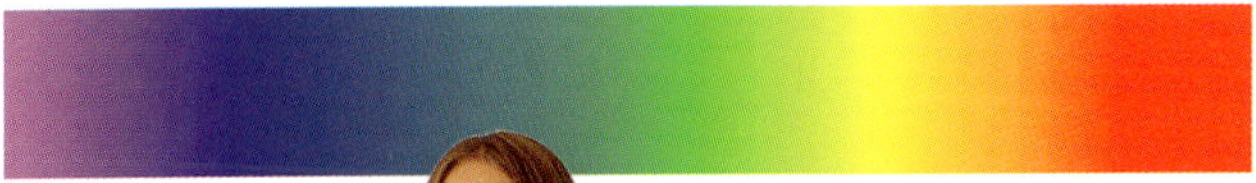

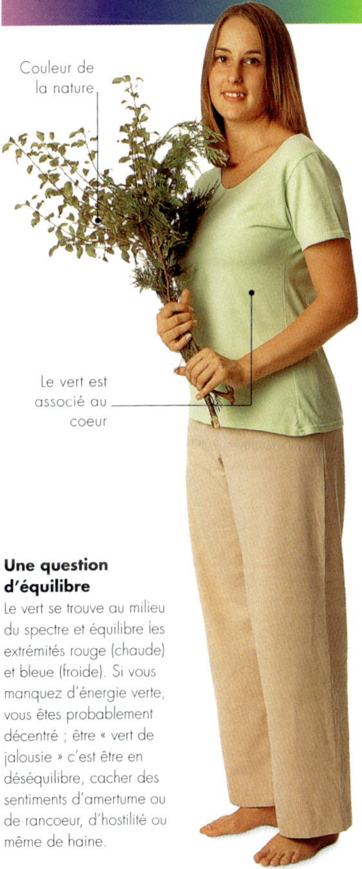
Couleur de la nature
Le vert est associé au coeur

Avertissement

Le vert est probablement l'une des couleurs les plus sûres du spectre, mais il vaut mieux l'éviter lorsque vous devez être très concentré ou devez réagir rapidement car c'est une couleur relaxante.

La thérapie par le vert

Le traitement par le vert peut profiter aux états suivants :

CONDITIONS PHYSIQUES

problèmes cardiaques

bronchite

grippe

claustrophobie

ÉTATS D'ESPRIT NÉGATIFS

instabilité

maussade

crainte d'une implication émotionnelle

méchanceté

Une question d'équilibre

Le vert se trouve au milieu du spectre et équilibre les extrémités rouge (chaude) et bleue (froide). Si vous manquez d'énergie verte, vous êtes probablement décentré ; être « vert de jalousie » c'est être en déséquilibre, cacher des sentiments d'amertume ou de rancoeur, d'hostilité ou même de haine.

Utilisation du vert

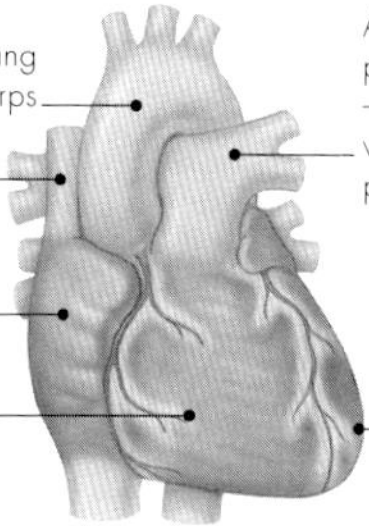

Coeur
Tout comme le vert est la couleur centrale du spectre, le coeur est l'organe central du corps humain.

Le vert est lié au coeur, organe musculaire qui pompe le sang à travers notre corps. Le coeur est également le centre de nos émotions, plus particulièrement de l'amour, la plus forte de toutes. L'importance de cet organe se reflète dans de nombreuses expressions avec le mot « coeur ».

« Briser le coeur » d'une personne signifie la faire profondément souffrir ; « ne pas avoir le coeur » à faire quelque chose signifie ne pas en avoir envie, ou ne pas être motivé. De la même manière, « parler du fond du coeur » signifie parler avec sincérité et être conduit par de profondes émotions.

Lorsque deux personnes ont une conversation « à coeur ouvert », elles ouvrent leurs coeurs, ne retiennent rien, les émotions coulent librement. De plus, lorsque nous faisons quelque chose « de plein coeur », nous donnons tout ce que nous avons.

Avoir un « coeur en or » signifie être généreux, aider les autres sans rien attendre en retour. Par opposition, une personne au « coeur de pierre » caractérise quelqu'un de froid, d'insensible et d'égoïste.

Attaques cardiaques

Les attaques cardiaques sont souvent dues à de profonds problèmes émotionnels, parfois liés à une relation. Elles peuvent apparaître en refoulant les émotions, en craignant de s'engager avec quelqu'un, ou en étant coincé ou incapable d'avancer dans la vie. De nombreux hommes ont une attaque cardiaque à l'âge mûr, en partie

Affirmation verte

« Je suis prêt à recevoir tout ce que l'Univers a à m'offrir ».

attribuée au fait que leur coeur n'est plus dans leur carrière et s'épuise face au stress du travail.

Le pouvoir fortifiant du vert

Essayer de vous adosser à un arbre et de placer votre bras gauche derrière vous, autour de l'arbre, tout en maintenant votre main droite sur votre plexus solaire. Inspirez profondément, amenant l'énergie de l'arbre en vous, puis expirez. Cet exercice vous remettra en forme et vous aidera à vous calmer si vous vous sentez quelque peu agité.

Qualités vertes

Positives ouvert, pied à terre, compatissant, généreux, décontracté

Négatives envieux, méchant, amer, intransigeant, las

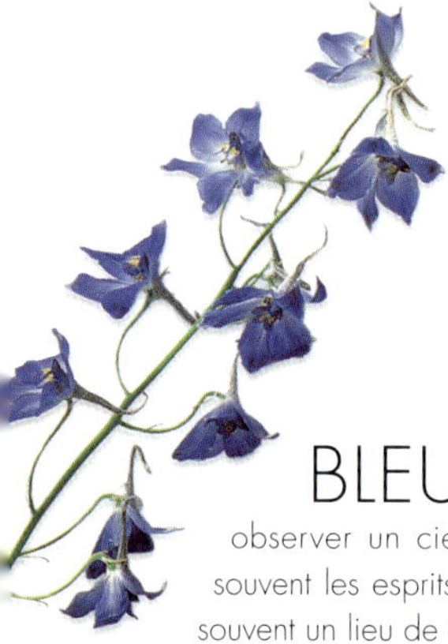

Delphinium
Les fleurs bleues du delphinium sont reposantes pour les yeux

BLEU Le bleu est la couleur du ciel et de la mer ; observer un ciel bleu dégagé ou fixer la mer apaise et calme souvent les esprits. Ce n'est pas un hasard si pour s'enfuir on choisit souvent un lieu de vacances où l'on peut regarder le ciel bleu et la mer pendant des heures, se détendant à ne plus voir le temps passer.

À la mer
Des vacances à la mer facilitent la détente et l'oubli des soucis.

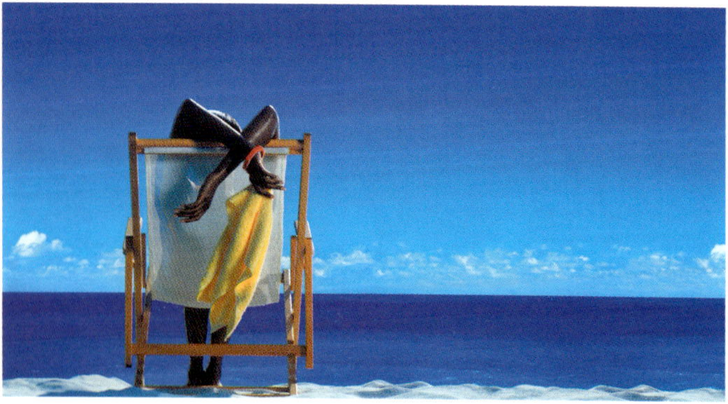

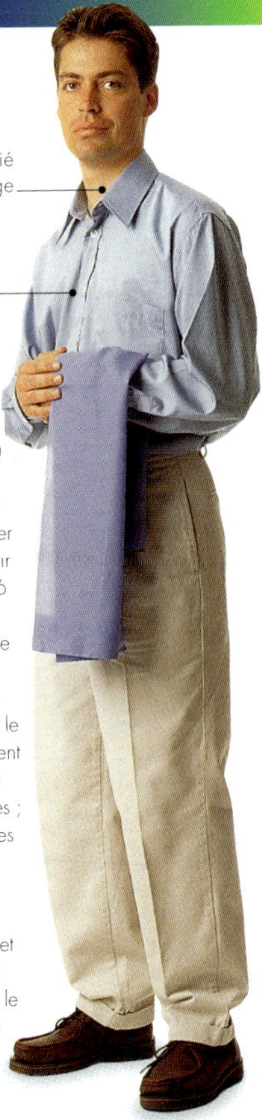

Le bleu est associé à la gorge

Le bleu calme et détend

Les bienfaits du bleu

Si vous avez du mal à trouver le sommeil, il peut être bénéfique de visualiser ou de respirer du bleu (voir pages 134 à 137 et 146 à 147) ; l'introduction d'aliments bleus dans votre régime peut soulager un état « rouge », comme un mal de tête provoqué par le stress. Le bleu est également connu pour ses propriétés astringentes et antiseptiques ; il permet donc de traiter les infections ou les inflammations.

Le bleu est la première couleur froide du spectre et son action est opposée à celle du rouge. Alors que le rouge stimule, agrandit et réchauffe, le bleu calme, restreint et rafraîchit.

Avertissement

Si vous vous sentez faible ou froid, ou si vous sentez des crampes ou des contractions, évitez cette couleur.

La thérapie par le bleu

Le traitement par le bleu peut profiter aux états suivants :

CONDITIONS PHYSIQUES

forte pression sanguine

laryngite

fièvre

coupures

piqûres et brûlures

problèmes menstruels

migraine

maladies enfantines : rougeole, oreillons, dents qui poussent,

ÉTATS D'ESPRIT NÉGATIFS

timidité

frigidité

peur de s'exprimer en public/ de la confrontation

méfiance

Utilisation du bleu

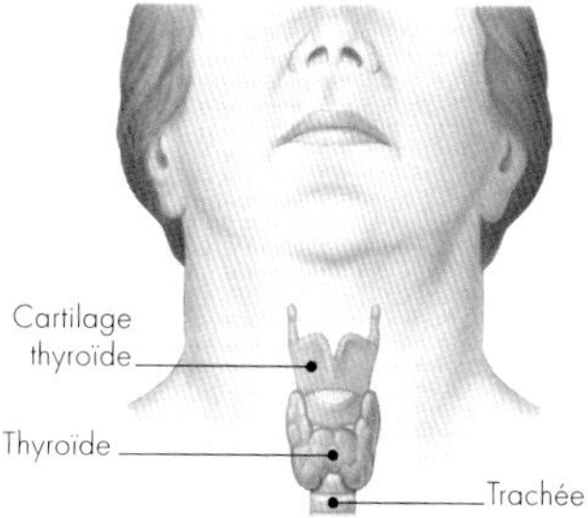

Gorge
Le bleu est associé à la gorge, au pouvoir d'expression, et aux connaissances.

La glande thyroïde, située à l'avant du cou et reliée au larynx, est associée au bleu. Sa fonction principale est de sécréter l'hormone qui contrôle la vitesse du métabolisme. Il s'agit de l'une des hormones les plus importantes du corps humain. Si elle est déficiente, elle provoque chez les enfants un arrêt de la croissance et une obésité chez les adultes. Le bleu est lié à la gorge, centre de l'expression, de la communication et de l'expression de soi.

Le bleu est associé à l'intelligence et à la capacité de dire ce que l'on pense, de concilier ou de faire la paix grâce aux paroles. L'honnêteté et l'intégrité sont également des qualités « bleues » ; en anglais, lorsque l'on dit de quelqu'un qu'il est « true-blue » (pur et dur en français), cela signifie que l'on peut compter sur lui, qu'il est loyal et fiable.

S'exprimer

S'il vous est difficile de vous exprimer, il peut être utile de vous traiter avec le bleu. Il pourrait bien faire disparaître ce blocage, qu'il soit physique (maux de gorge ou enrouement) ou psychologique (être terrorisé à l'idée de s'exprimer en public). Le simple fait de porter un foulard bleu autour du cou peut vous aider à surmonter cette peur. Les mêmes effets peuvent être obtenus en chantant sous la douche, alors entraînez-vous.

Avec le bleu, notre attention se tourne vers l'intérieur, vers le spirituel. C'est la couleur de la contemplation et de la réflexion silencieuse. Une lampe ou une bougie bleue peut faciliter la méditation

Affirmation bleue

« Je me sens en paix avec moi-même et avec le monde entier ».

(voir pages 108 et 109). L'esprit sera ralenti pour que des pensées plus inspiratrices puissent entrer. Le bleu est également associé aux écrivains, aux poètes et aux philosophes.

Malheureusement, la facilité « bleue » avec les mots possède son côté négatif. La persuasion des personnes « bleues », capables de vous amener à faire ce qu'elles veulent sans pour autant s'en rendre compte, peut vite tourner à la manipulation. De la même manière, pour éviter les confrontations, elles peuvent involontairement provoquer des disputes.

Qualités bleues

Positives introspectif, observateur, serein, facile, délicat, sincère, fidèle

Négatives muet, manipulateur, déloyal, renfermé, froid

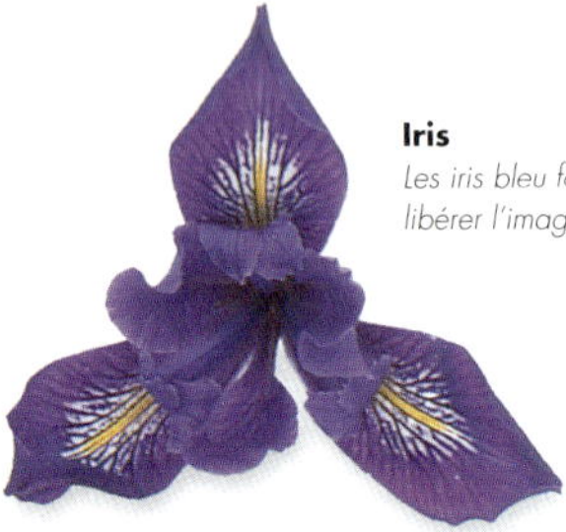

Iris

Les iris bleu foncé aident à libérer l'imagination.

INDIGO

L'indigo est la couleur du ciel la nuit, d'un bleu foncé et velouté, à la fois mystérieux et abyssal. Lorsque l'on fixe cette couleur, nos pensées se tournent vers l'intérieur, nous faisant réfléchir sur la profonde signification de la vie. Nous avons alors des flashes qui n'apparaissent pas en journée quand la lumière du jour est éclatante et que nous sommes généralement occupés.

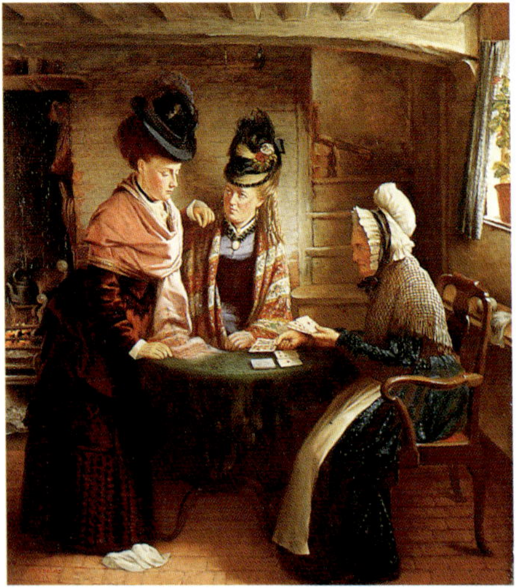

La cartomancienne

La cartomancienne est inspirée par l'intuition de l'indigo qui donne des aperçus de l'avenir.

Indigo

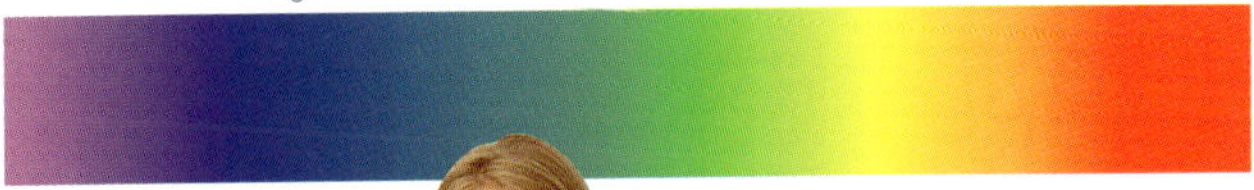

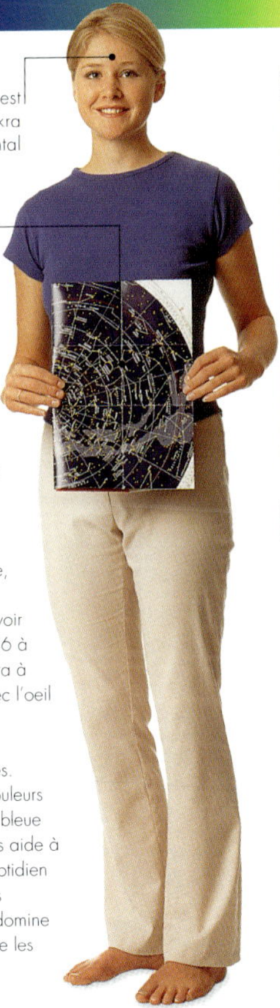
L'indigo est associé au chakra frontal
L'indigo est la couleur de la nuit

Pouvoir psychique

L'indigo purifie l'esprit, le sang et nous libère des craintes et anxiétés qui nous empêchent d'entendre notre voix intérieure, qui sait ce qui est le mieux pour nous. Si vous souhaitez développer votre potentiel psychique, l'indigo est la couleur à visualiser ou à méditer (voir pages 140 à141 et 146 à 147) car elle vous aidera à vous élever et à voir avec l'oeil intérieur. L'indigo peut également faciliter la compréhension des rêves.

Comme toutes les couleurs se trouvant à l'extrémité bleue du spectre, l'indigo nous aide à échapper au monde quotidien pour une dimension plus spirituelle, où l'intuition domine la raison et la foi domine les preuves.

Avertissement

Si vous souffrez d'une maladie mentale, de dépression saisonnière, (voir pages 24 et 25), ou si vous êtes perturbé par des phénomènes paranormaux, évitez l'indigo car il ne fera qu'aggraver la situation.

La thérapie par l'indigo

Le traitement par l'indigo peut profiter aux états suivants :

CONDITIONS PHYSIQUES

surdité

cataracte

hémorragie

nerfs

ÉTATS D'ESPRIT NÉGATIFS

obsession

paranoïa

hystérie

grande sensibilité

Utilisation de l'indigo

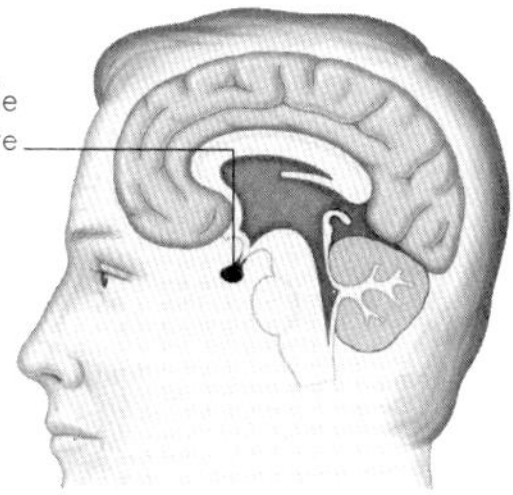

Glande principale

L'indigo est associé à la glande principale du corps humain, qui produit d'importantes hormones.

L'indigo est associé à la glande pituitaire, située à la base du cerveau. C'est la glande endocrine la plus importante du corps humain. Elle contrôle les autres glandes comme la thyroïde et la glande surrénale, grâce aux hormones qu'elle produit.

L'indigo et la glande pituitaire sont associés au chakra frontal, situé entre les sourcils, au milieu du front. Cette zone est plus couramment appelée troisième oeil (voir pages 36 et 37). C'est l'oeil qui voit ce qui est invisible à l'oeil nu, bien au-delà des frontières du temps et de l'espace vers d'autres dimensions et réalités : l'oeil intérieur. Quelqu'un qui « a l'oeil » possède cette capacité psychique ou de clairvoyance.

Inspiration

Cette capacité permet d'exploiter une source d'inspiration qui donne aux personnes de ce rayon une réputation de professeurs spirituels et de guérisseurs. Se rendre à un cours donné par une telle personne peut servir de traitement à l'indigo, permettant de soigner de profondes blessures émotionnelles datant éventuellement de l'enfance.

Il y a de nombreuses personnes comme telles aujourd'hui, en majeure partie car nous évoluons vers l'extrémité bleue du spectre. De plus en plus se disent capables de voir les auras (couches colorées de lumière qui émanent du corps – voir pages 96 et 97), de rêver ou d'avoir des visions qui leur révèlent leur chemin de vie.

Affirmation indigo

« Je me fie à mon intuition pour me guider dans la vie ».

Aider les autres

Ces personnes développent fréquemment ce don ou cette sensibilité psychique afin de se rendre utile envers les autres. C'est comme si aujourd'hui le troisième oeil de l'humanité était ouvert à tous et que nous découvrions tous que nous avons quelque chose à offrir. Cependant, sur le plan négatif, les personnes « indigo » peuvent être fanatiques, conduites par un élan réformateur qui ignore les points de vue des autres. Ce type de fanatisme ou préjugé aveugle peut conduire à l'intolérance et créer des divisions.

Qualités indigo

Positives psychique, profond, visionnaire, sage, inspiré

Négatives craintif, arrogant, frustré, isolé, trop idéaliste

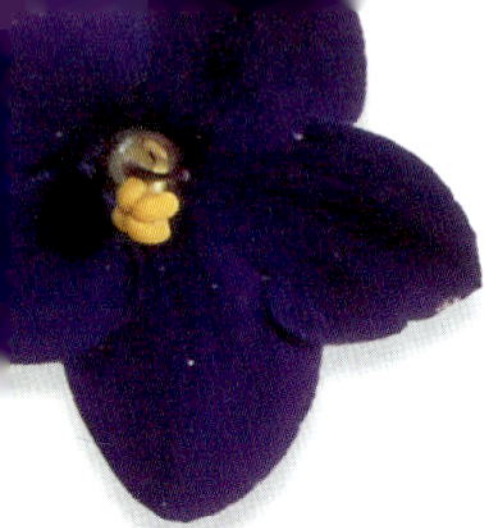

Superbe violet

Le superbe violet de la violette aide à oublier les soucis quotidiens

VIOLET

La violette est une petite fleur qui soulève les esprits, et dont le doux parfum captive les sens. Il y a quelque chose de noble dans le violet ou le pourpre. Cette couleur était traditionnellement portée par les rois, le clergé et le haut rang. En fait, les plus modestes n'avaient pas le droit de la porter.

Inspiration

Dans le violet, les couleurs bleues du spectre atteignent leur plus forte expression. Cette couleur est associée au sacrifice, idéalement à une cause ou à un art. C'est la couleur de la transcendance, de l'esprit sur la matière et du moi supérieur sur le moi inférieur. C'est également la couleur de l'inspiration divine, transmise par les guérisseurs comme par les artistes.

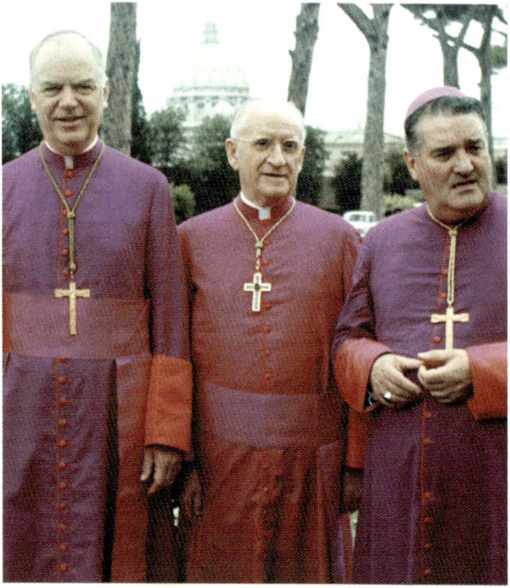

Noble violet

Le violet était porté par les rois et par les éminents membres du clergé.

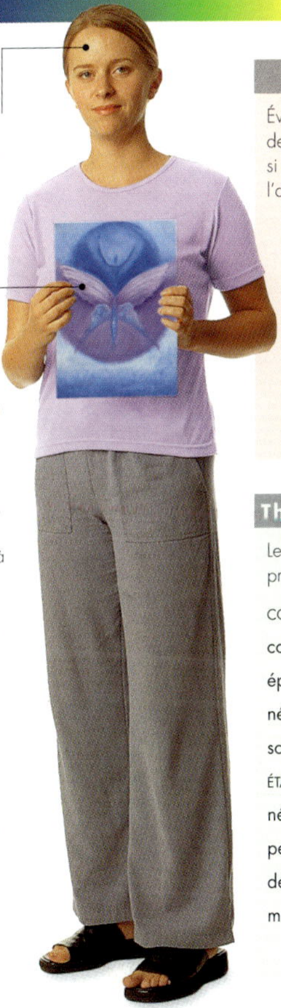
Le violet est employé pour la méditation
Le violet est une couleur inspirante

Couleur de méditation

Si vous manquez généralement d'inspiration, ou si vous sentez que votre vie manque de signification, le violet est donc la couleur à méditer (voir pages 140 à 143) puisqu'elle permet de développer les facultés psychiques ou créatives. La méditation sur cette couleur peut également vous permettre de contacter vos guides spirituels et d'être aidé pour trouver la bonne direction à suivre.

Si vous avez envie de vous retirer du monde, ou si vous souhaitez simplement prendre les choses plus calmement, essayez de manger violet. Cela vous calmera et nourrira votre esprit.

Avertissement

Évitez le violet si vous souffrez de graves maladies mentales ou si vous êtes dépendant de l'alcool ou de drogues.

Thérapie par le violet

Le traitement par le violet peut profiter aux états suivants :

CONDITIONS PHYSIQUES

commotion

épilepsie

névralgie

sclérose en plaques

ÉTATS D'ESPRIT NÉGATIFS

névrose

perte de la foi

désespoir

manque de dignité

Utilisation du violet

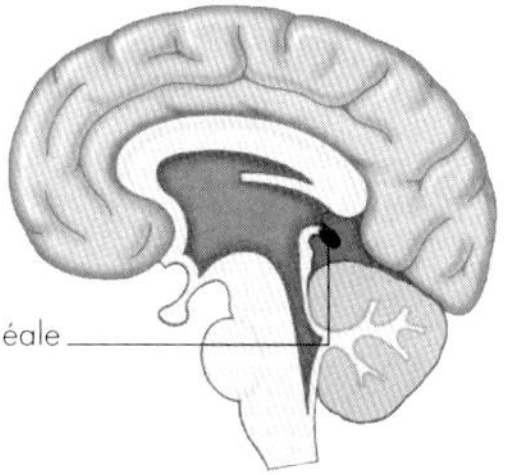

Cerveau droit
Le violet est associé au côté droit du cerveau, côté de l'intuition, de la vision intérieure et de la clairvoyance.

Le violet est la couleur de la glande pinéale, appelée ainsi à cause de sa forme en pomme de pin. Cet organe de la taille d'un pois se trouve dans le cerveau et sécrète de la mélatonine et de la sérotonine, les hormones qui régulent notre horloge biologique (voir pages 24 et 25).

Le violet vibre à la fréquence la plus haute de toutes les couleurs du spectre et stimule donc la plus haute expression de l'esprit de l'homme. C'est la couleur du mystique et, avec l'indigo, il facilite le développement de la clairvoyance et de la sensibilité psychique.

Le violet convient particulièrement aux tempéraments artistiques ou très nerveux, car ils sont généralement en harmonie avec la vibration de la couleur. Il aide également à calmer les nerfs à vif et à apporter la paix aux esprits inquiets. Si vous ressentez le stress dû à un style de vie moderne et chargé, un traitement par le violet peut vous aider à rétablir votre sens de l'équilibre.

Masculin et féminin

Le violet est un mélange de bleu et de rouge, équilibrant les deux extrémités du spectre des couleurs. Les couleurs chaudes sont associées à l'énergie masculine et les couleurs froides à l'énergie féminine. Le violet aide à rééquilibrer ces deux énergies au sein d'une personne. De manière générale, le violet permet d'unifier le corps et l'esprit, le besoin du monde quotidien et le besoin de nourrir l'âme, l'intérieur et l'extérieur. Ceux qui parviennent à obtenir cette unité connaissent une paix leur permettant d'échapper à notre

Affirmation violette

« Je souhaite être entier afin de mieux servir ».

société moderne et matérialiste.

Les personnes « violettes » savent généralement pourquoi elles sont ici. Elles ont un sens de la destinée, et se consacrent souvent aux autres : elles font des guérisseurs puissants et efficaces ; si elles sont artistes, leur travail parle de la condition humaine d'une manière que tout le monde comprend.

Cependant, le violet a ses côtés négatifs : une fierté démesurée et un sentiment de supériorité. Le pouvoir de ce rayon se retournera contre ces personnes s'il n'est pas utilisé à bon escient, au service des autres plutôt qu'à leurs propres fins.

Qualités violettes

Positives spirituel, noble, digne, inspiré, humble

Négatives fanatique, perfectionniste, doutant de soi, exclu, autodestructeur

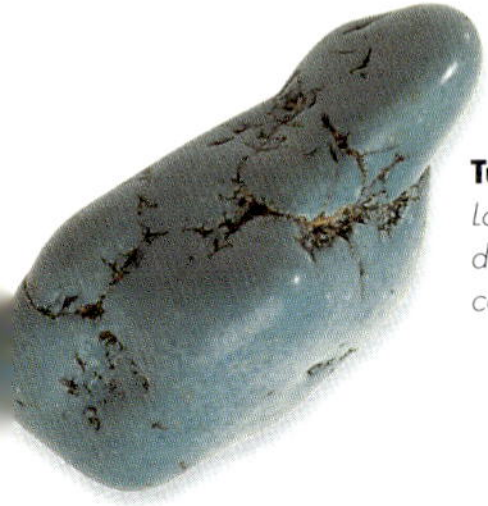

Turquoise
La pierre turquoise contient du cuivre et est un bon conducteur de guérison.

TURQUOISE Même s'il ne fait pas partie des sept rayons, le turquoise est une importante couleur de guérison. Pour de nombreuses civilisations (les Atlantes, les Égyptiens et les Indiens d'Amérique), la couleur et la pierre étaient toutes deux sacrées et étaient portées pour se protéger. Le turquoise symbolise les cieux, l'esprit par opposition à la chair. C'est un mélange de bleu et de vert, couleurs de la mer. Il possède les qualités de ces deux couleurs : la sérénité du bleu et l'harmonie du vert.

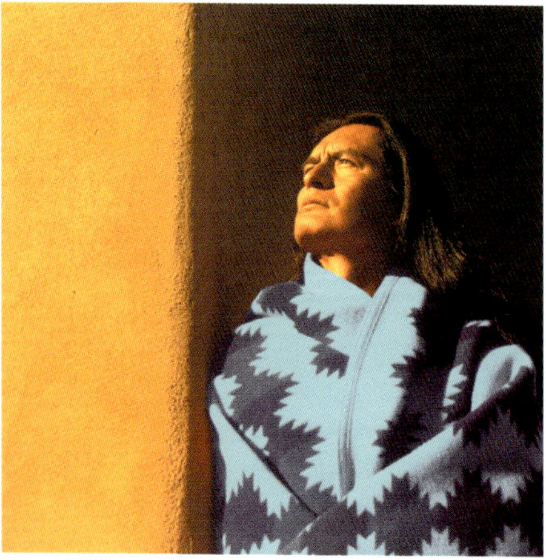

Le ciel
Pour les Indiens d'Amérique, le turquoise symbolisait le ciel et le souffle de la vie.

Turquoise, un mélange de bleu et de vert

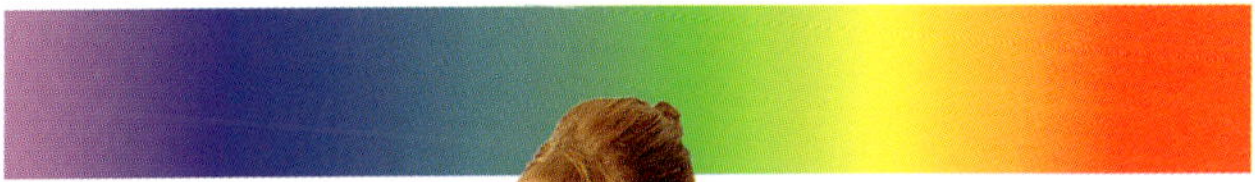

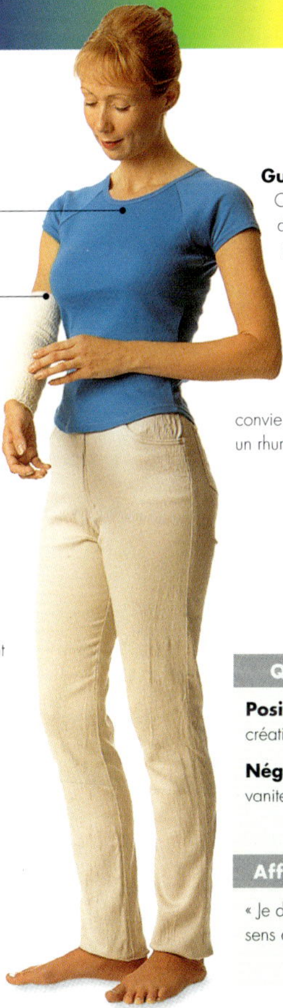
Les vêtements turquoise protègent des influences négatives
Anti-inflammatoire Le turquoise facilite la guérison de blessures

Bouclier

Le turquoise a un effet calmant, sur le plan psychologique comme physique. Si vous êtes agité ou vous sentez nerveux en public, portez quelque chose de turquoise. Cela vous protègera des influences négatives et néfastes qui risquent de perturber votre tranquillité d'esprit. Cette couleur convient particulièrement si vous devez parler en public ; le mélange de bleu et de vert permet non seulement de garder les voies de la communication ouvertes mais également de créer une certaine harmonie avec votre public. Le turquoise peut aussi vous aider à parler avec le coeur et à dire ce que vous ressentez vraiment.

Guérisseur

Comme le bleu, le turquoise a des propriétés anti-inflammatoires. Il peut être visualisé (voir pages 146 et 147) pour soigner une coupure ou une brûlure. Le turquoise est également connu pour booster le système immunitaire. Il convient pour traiter une grippe ou un rhume.

Qualités turquoise

Positives posé, perspicace, créatif, calme

Négatives confus, vantard, vaniteux

Affirmation turquoise

« Je dis ce que je pense et ressens avec clarté et conviction ».

Les couleurs primaires et secondaires

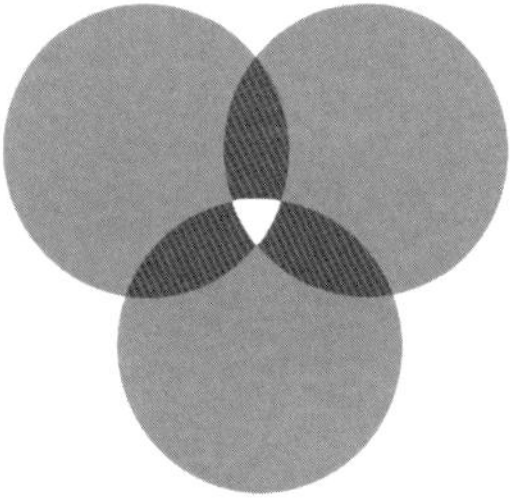

Lumière blanche
Si vous projetez du rouge, du vert et du bleu au même endroit, vous obtenez une lumière blanche.

Les couleurs primaires sont appelées ainsi car toutes les autres couleurs peuvent être obtenues par mélange. La définition des couleurs primaires varie cependant selon leur source.

La couleur de la lumière

Si la lumière est la source, les trois couleurs primaires sont le rouge, le vert et le violet-bleu connus comme les couleurs additives, qui, comme l'a découvert Isaac Newton, mélangées donnent une lumière blanche. Si vous projetez ces trois couleurs sur un écran ou un mur blanc, une lumière blanche apparaît à leur point de rencontre. Lorsque vous mélangez deux de ces couleurs primaires, vous créez les couleurs secondaires : le jaune est obtenu avec le rouge et le vert, le cyan ou le turquoise avec le vert et le bleu, et le magenta avec le rouge et le violet-bleu.

La couleur dans la nature

En plus de la couleur de la lumière, il y a également les pigments créés avec la chlorophylle dans les plantes vertes et l'hémoglobine dans le sang. Le pigment est une substance utilisée pour colorer tissus, peau ou cheveux, comme la teinture.

Les teintures naturelles ont toujours existé, comme l'indigo, la guède et l'alizarine. Elles sont obtenues à partir de plantes diverses mais toutes les teintures synthétiques qui existent aujourd'hui datent du milieu du siècle dernier.

Les pigments et les teintures

Pour les pigments et les teintures, les couleurs primaires sont différentes de celles de la lumière. Ce sont le rouge, le jaune et le bleu, connus comme les couleurs soustractives.

En mélangeant ces trois couleurs, on obtient du noir car elles absorbent la lumière. En mélangeant deux de ces couleurs, on obtient les couleurs secondaires suivantes : orange avec le rouge et le jaune, vert avec le jaune et le bleu, violet avec le rouge et le bleu.

En plus de rouge, du jaune et du bleu, l'oeil de l'homme discerne aussi le vert comme couleur primaire. En mélangeant ces quatre couleurs, on obtient du gris argenté.

La première teinture synthétique

En 1856, un Anglais nommé William Perkin crée la première teinture à base d'aniline à partir de goudron de houille. Elle était mauve et a rapidement conduit à la production de centaines d'autres teintures colorées.

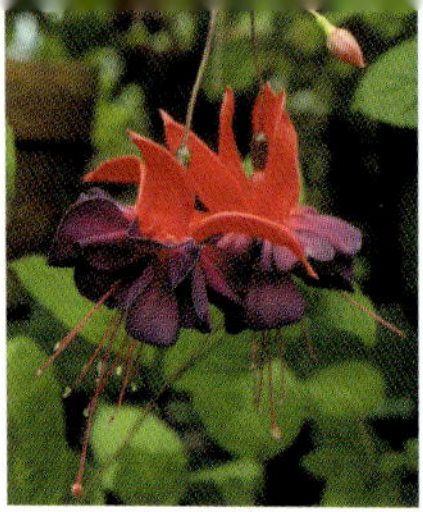

Fuchsia

Les fleurs magenta éclatantes du fuchsia offrent un spectacle voluptueux.

MAGENTA

Couleur rouge-violacé obtenue avec du rouge et du violet. Son nom vient d'un village italien où une bataille particulièrement sanglante a eu lieu au milieu du XIXe siècle. Le magenta est également connu comme une teinture pourpre, parfois appelée fuchsine d'après le fuchsia. Dans les temps modernes, le magenta a été appelé rose « vif » ou « chaud ».

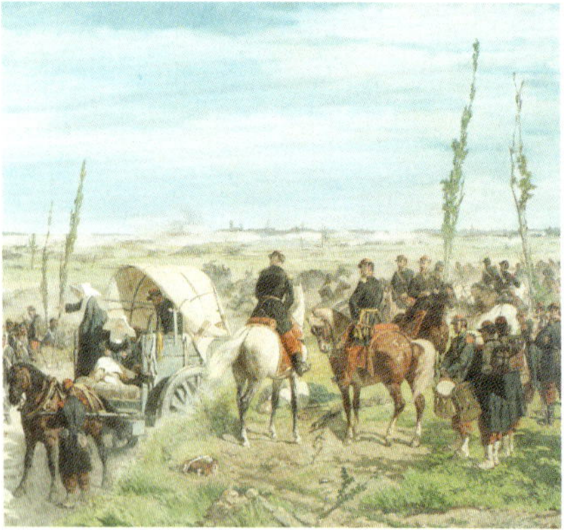

Bataille

Le cramoisi vif du magenta est la couleur du sang perdu dans la bataille.

Un nouveau début

Si le magenta fait son apparition dans votre vie, peut-être par envie de porter cette couleur, vous êtes fin prêt à laisser tomber vos vieilles habitudes et à faire place aux nouvelles. Le magenta est synonyme de changement, de libération de ce dont nous sommes lassés afin d'avancer. Le magenta vous aidera à effectuer des changements, même si vous ne placez qu'un fuchsia chez vous. Sur le plan physique, le magenta aide à dynamiser les glandes surrénales et les reins. Il peut également agir comme diurétique. Son énergie est calmante et apaisante. Elle aide à stabiliser les personnes volatiles sur le plan émotif ou à tendance agressive ou violente.

Magenta, un mélange de violet et de rouge

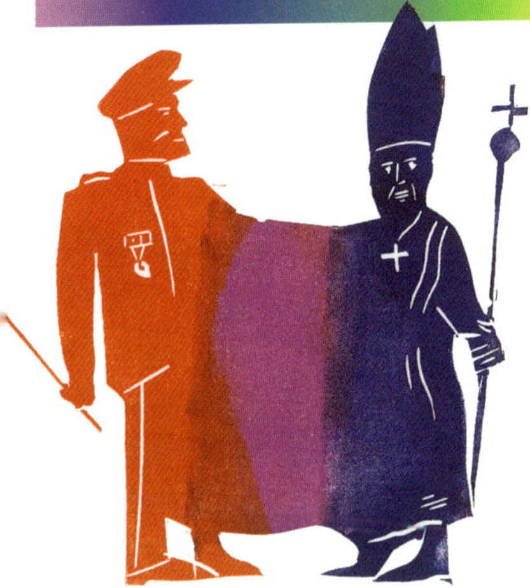

Force et spiritualité

Le pouvoir du magenta provient de la force du rouge et de la spiritualité du violet.

Une couleur de transition

Situé entre le violet, à une extrémité du spectre, et le rouge à l'autre extrémité, le magenta regroupe les qualités des deux couleurs : la volonté et l'autorité du rouge ainsi que le pouvoir spirituel du violet. C'est également la couleur de la transition, l'endroit où nous nous trouvons entre la fin d'un cycle et le début d'un autre.

Qualité magenta

Positives Ouvert au changement, mûr, organisé

Négatives supérieur, satisfait de soi, anxieux

Affirmation magenta

« Je crois que tout se passera bien ».

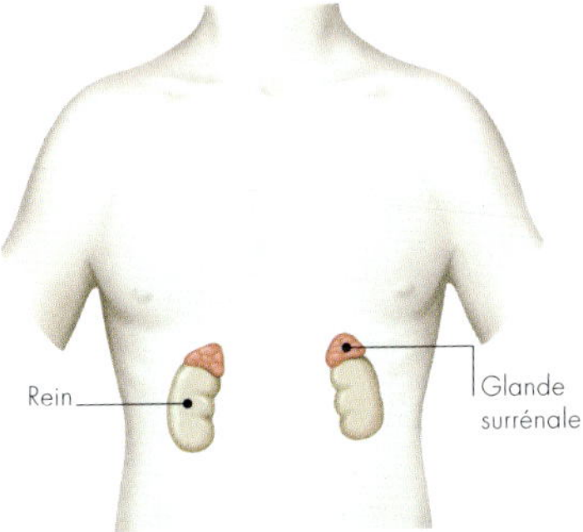

Reins

Le magenta active les reins pour filtrer les impuretés du sang.

Les tons rabattus et dégradés

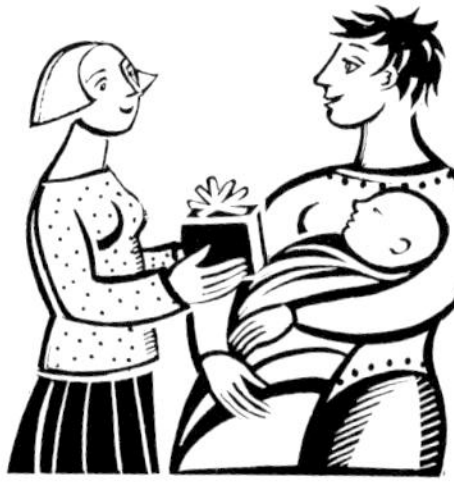

Bleu et rose
On met traditionnellement du bleu à un petit garçon et du rose à une petite fille.

Il existe de nombreux dégradés subtils de couleur, dont le ton varie du clair au foncé, du vif au terne. Les tons avec une proportion de blanc sont des tons dégradés ; ceux avec une proportion de noir sont des tons rabattus. Les couleurs pâles contiennent plus de blanc, les couleurs foncées plus de noir.

Nous portons généralement des couleurs pâles en été car elles renvoient la chaleur et sont plus fraîches, et des couleurs foncées en hiver car elles absorbent la chaleur et sont plus chaudes. Les couleurs que nous portons reflètent également notre humeur ou affichent l'impression que nous voulons donner. Nous portons des couleurs vives et éclatantes pour les loisirs, le sport, la détente et le jeu ; nous portons en revanche des couleurs sombres pour des occasions plus formelles, lorsque nous devons garder nos sentiments de côté.

Le rose pour une fille

Toutes les couleurs du spectre ont des tons dégradés et rabattus, à l'exception de l'indigo. En mélangeant du blanc ou rouge, nous obtenons du rose, une couleur douce associée à la féminité et à l'amour inconditionnel. Même si l'on habille aujourd'hui les enfants de toutes les couleurs, le rose est la couleur que l'on choisit traditionnellement pour une petite fille.

Le bleu pour un garçon

Le bleu, à l'extrémité opposée du spectre, est la couleur des garçons ; le bleu clair porté généralement par les petits garçons est associé aux aspects plus spirituels et pacifiques de la couleur.

Les couleurs pastels des vêtements pour nourrissons sont protectrices, préservant l'enfant d'une trop grande excitation. De nos jours, a croissance rapide des enfants est peut-être due au fait qu'ils portent plus tôt des couleurs beaucoup plus vives qu'avant.

Ajout de noir à la couleur

Si on ajoute du noir au rouge, on obtient des tons foncés et vaseux de rouge, associés aux qualités plus négatives comme la cruauté et la brutalité. De la même manière, le bleu foncé caractérise une personne qui croit toujours avoir raison, le dogmatique aux idées fixes. De manière générale, les tons dégradés d'une couleur sont positifs, alors que les tons rabattus sont négatifs.

Les tons dégradés et rabattus

Les tons dégradés ont une certaine proportion de blanc : pêche, abricot, citron, primevère, rose et bleu clair.
Les tons rabattus contiennent du noir : bleu foncé et rouge foncé.

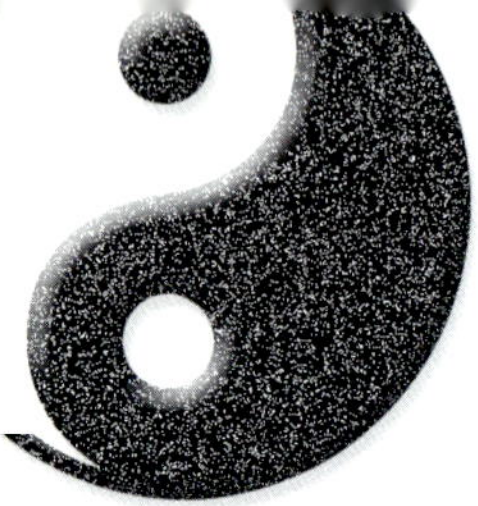

Équilibre
Cet ancien symbole oriental du yin et du yang représente l'équilibre entre le noir et le blanc, l'homme et la femme.

NOIR

Le noir n'est pas à proprement parler une couleur car il absorbe la lumière. Il est cependant important car il est l'opposé du blanc ; il n'y aurait pas de lumière sans obscurité. Il existe un pigment, la mélanine, du grec melas, qui signifie noir, et qui va du marron foncé au noir. Elle est très présente dans les cheveux, la peau et les yeux des personnes de couleur et des animaux noirs. La mélanine est également responsable du bronzage de la peau et des mélanomes, tumeurs dues à une surexposition au soleil.

Significations négatives
Le terme « noir » a souvent une connotation négative, comme dans l'expression le « mouton noir » de la famille, autrement dit l'enfant qui laisse tomber les autres membres en se comportant d'une manière qui ne répond pas à leurs attentes. Puis il y a les « arts noirs » ou la « magie noire », qui impliquent l'invocation de pouvoirs à des fins diaboliques. Il existe une liste apparemment sans fin d'expression comportant le mot « noir » dont la signification est négative.

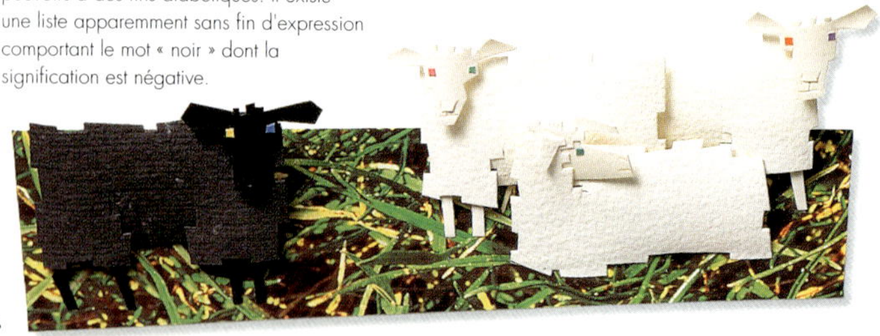

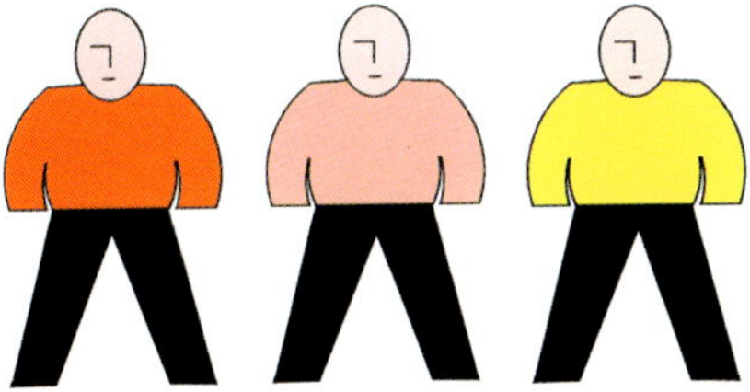

NOIR ET ROUGE NOIR ET ROSE NOIR ET JAUNE

Positif

Le noir a un côté positif. Un chat noir vous portera chance s'il croise votre chemin. Etre « dans le noir » avec son compte bancaire vaut mieux qu'être dans le rouge ! C'est également l'une des couleurs de la terre fertile et elle est associée à la lune noire, une période très favorable à la fécondation.
Une semence plantée à la lune noire peut avoir poussé pour la pleine lune.

Le noir avec les autres couleurs

Toute la superstition qui entoure le noir est due à son association à la mort, mais aussi au pouvoir, qu'il apporte aux autres couleurs lorsqu'ils sont portés ensemble. Le noir associé au rouge caractérise un pouvoir sexuel ou physique ; avec le rose, un statut social et avec le jaune, la supériorité mentale.

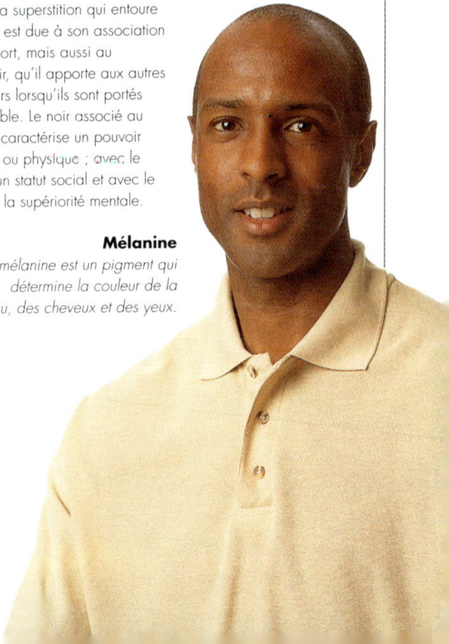

Mélanine

La mélanine est un pigment qui détermine la couleur de la peau, des cheveux et des yeux.

Qualités noires

Positives dramatique, digne, discret, puissant

Négatives veut tout contrôler, déprimé, inaccessible

Affirmation noire

« Je contrôle ma vie et personne ne peut m'atteindre ».

S'habiller en noir

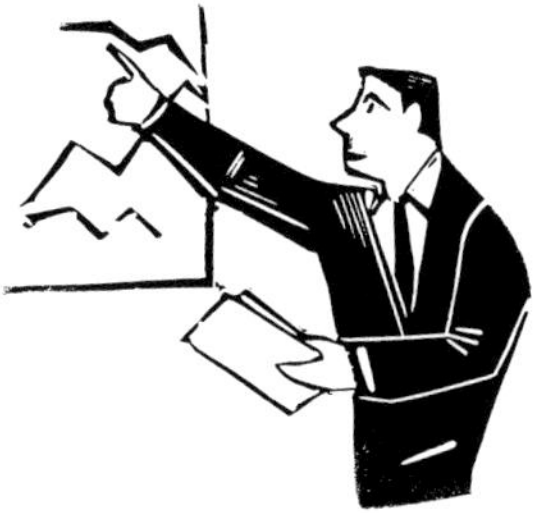

Le contrôle
Les vêtements noirs donnent l'impression de tout contrôler et d'être distant des autres.

Le noir a toujours eu sa place dans les garde-robes des hommes comme des femmes. C'est la couleur du deuil, des costumes et tailleurs, et une des couleurs préférées pour une séduisante tenue de soirée. Il est également très en vogue chez les jeunes, qui s'habillent en noir de la tête aux pieds.

On s'habille en noir pour faire une forte impression. Pour des funérailles, nous exprimons toute la peine pour quelqu'un que nous venons de perdre ; lorsque nous portons un costume noir pour une réunion d'affaires, nous informons à nos collègues que nous avons les choses en main ; enfin, lorsque nous nous habillons en noir pour une soirée, nous disons être attirants et mystérieux.

Le noir confère la dignité et le pouvoir ; une personne qui porte généralement du noir pourra chercher à contrôler les autres en les gardant à une certaine distance, retenant des informations pour qu'ils ne puissent avoir aucun avantage tactique ni psychologique.

Alors qu'une personne « noire » peut très bien rester au sommet, il ou elle aura probablement très peu d'amis. Le noir a tendance à dresser une barrière entre celui qui le porte et les autres.

Enfin, il peut conduire à un sentiment d'isolation voire de dépression. Pour contrecarrer ses aspects négatifs, le noir doit être porté avec un accessoire de couleur : une cravate, un foulard, une ceinture ou un châle.

Une couleur protectrice

Le noir peut également protéger et doit être porté si vous vous sentez vulnérable et avez besoin de vous retirer du monde pendant un moment. C'est peut-être la raison pour laquelle le noir a tant de succès auprès des jeunes ; l'adolescent qui ne s'habille qu'en noir passe, après tout, de l'enfance à l'âge adulte, l'une des transitions les plus difficiles de sa vie.

En ce moment, nous passons d'une ère à la suivante, l'ère du Verseau aussi appelée Âge Nouveau, avec son accent sur la spiritualité, l'holisme et l'environnement. Nous expérimentons un haut degré d'angoisse existentielle collective en entrant dans un nouveau millénaire, ne sachant pas ce qu'il apportera. Cela a peut-être un rapport avec la popularité pérenne du noir comme couleur à la mode.

Gothique

L'adoration du noir par les jeunes dans les années 80 était peut-être due à la mode « gothique ». Le velours et le cuir noirs étaient caractéristiques, associés à des cheveux de jais crêpés et formés grâce au gel pour entourer la peau blanche et le maquillage dramatique des yeux. Les garçons comme les filles avaient adopté ce style.

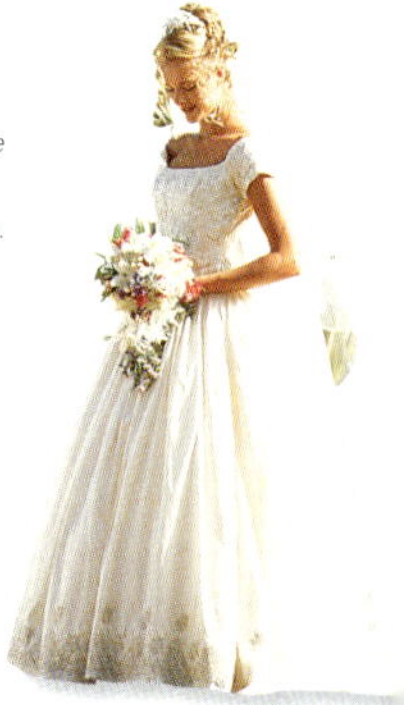

Pureté
Le blanc de la robe de mariée symbolise la virginité et l'innocence.

BLANC

Les fleurs blanches et pures du perce-neige annoncent l'arrivée du printemps, un jour d'hiver sombre. Nous répondons généralement de manière positive au blanc car il contient toutes les couleurs du spectre et reflète la lumière. C'est la couleur de la robe de mariée, une tenue religieuse, et des crêtes des vagues que nous appelons moutons blancs.

Significations positives
Par opposition au noir, la plupart des expressions contenant le mot « blanc » ont une signification positive. Un « mensonge blanc » est généralement raconté pour ne blesser personne et la « magie blanche », par opposition à la magie noire, est bienfaisante. Etre « plus blanc que blanc » signifie être aussi pur que la neige vierge, sans une tache dans votre caractère.

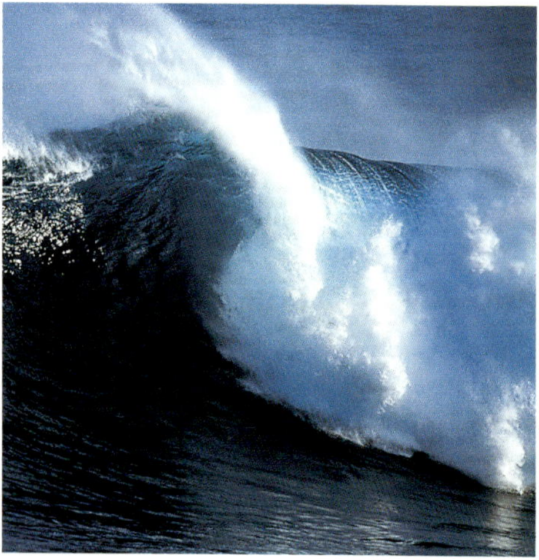

Moutons blancs
On associe les moutons blancs d'une mer agitée à l'odeur du sel et au vent froid.

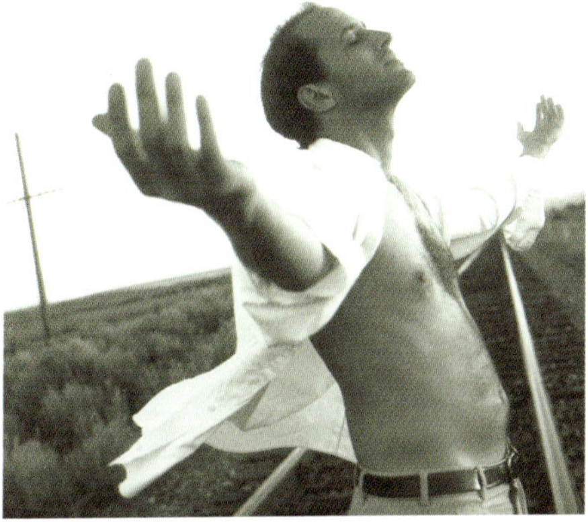

Spirituel

Le blanc est également associé à la spiritualité. Les voyants et les guérisseurs se servent de la lumière blanche pour guérir. C'est aussi une couleur sur laquelle on peut méditer (voir pages 140 à 143) pour purifier le système et le revigorer. La plupart de ceux qui ont vu la mort de près à cause d'une maladie ou d'un accident ont déclaré avoir été éblouis par une lumière blanche.

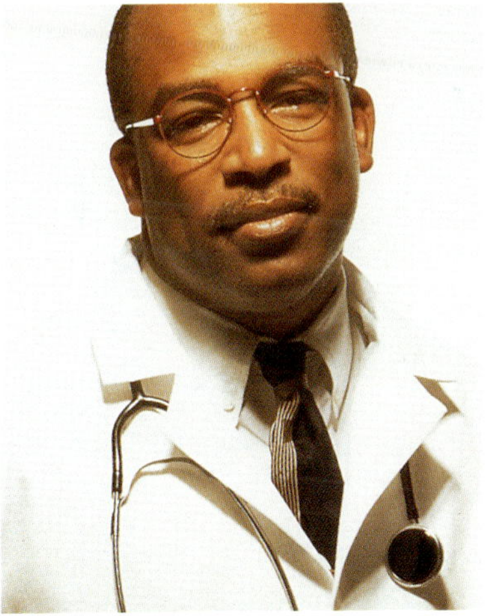

Qualités blanches

Positives pur, innocent, ordonné, spirituel

Négatives sec, dur, critique, banal

Affirmation blanche

« J'ai autant d'espace que je le souhaite. »

Le statut de la blouse blanche

De nombreux professionnels de la santé portent une blouse blanche. Dans ce contexte, le blanc donne une impression de propreté mais suggère également la supériorité, ce qui peut mettre mal à l'aise.

Vivre avec le blanc

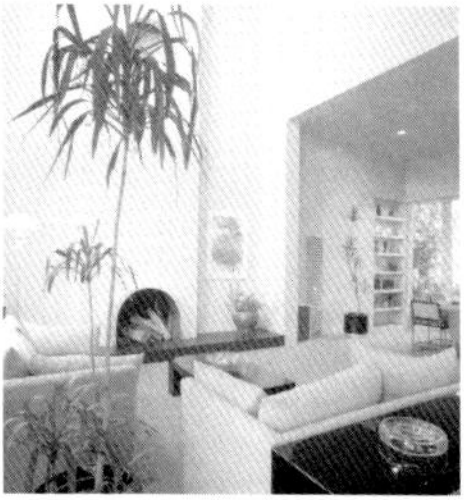

Pièce blanche
Un séjour peint en blanc peut paraître lumineux et spacieux, mais son austérité n'est pas forcément propice à la détente.

Le blanc n'est pas une couleur évidente à vivre. Alors qu'une pièce toute blanche peut paraître éclatante, ce n'est pas le plus confortable des environnements. Le blanc peut être dur et austère. Il doit être décoré de touches de couleurs pour être relaxant.

Cuisine

Une cuisine blanche, par exemple, peut être lumineuse, fraîche et spacieuse mais paraîtra très « clinique » ; ce n'est pas le type de pièce où l'on aime bavarder autour d'une tasse de thé. Elle doit être équilibrée avec de la faïence ou des stores colorés, des saladiers de fruits et de légumes, ou des pots d'épices de couleurs chaudes.

Salle de bain

De la même manière, une salle de bain blanche peut paraître froide et ne pas donner envie de se déshabiller, peu importe le long et bon bain chaud qui nous attend.

Alors que les murs blancs reflètent la lumière du soleil, la plupart des salles de bain aujourd'hui sont entassées entre quatre murs sans fenêtre. La monotonie du blanc doit donc être rehaussée par de la faïence ou des serviettes de couleurs vives, ou d'une plante qui profitera de l'humidité.

Chambre

Les chambres sont souvent peintes en blanc car c'est une couleur propre et rafraîchissante, mais à nouveau, une surcharge de blanc, surtout si vous aimez le traditionnel et les nombreux draps ou dentelles clairs et empesés, peut donner un résultat opposé à celui que vous souhaitez obtenir. Au lieu d'une pièce où vous pouvez vous retirer en paix, vous pourriez vous sentir seul ou coupé du monde.

Essayez de peindre votre chambre dans l'un des tons blancs ou blanc cassé que l'on trouve aujourd'hui sur le marché. Une touche de pêche ou d'abricot apportera par exemple de la chaleur à la pièce, et un peu de rose facilitera le repos. Des rideaux ou des tableaux de couleurs contrastantes peuvent adoucir l'effet du blanc, qui, à lui seul, peut être dur. Vous pouvez également essayer différentes éclairages (voir l'encadré ci-dessous), associés à de doux ameublements.

L'éclairage

Vous pouvez réduire l'austérité d'une pièce entièrement blanche en installant des éclairages avec pertinence. Installez des lampes pour ajouter un éclairage doux et choisissez un ton chaud, comme le brun-roux, ocre-brun, bordeaux, framboise ou rose bonbon. Choisissez un abat-jour laissant passer la lumière et la dirigeant vers le haut et le bas uniquement.

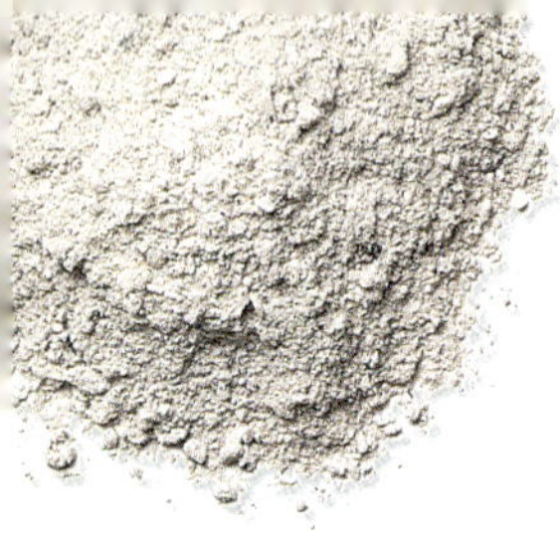

Cendres

Les cendres sont tout ce qui reste d'un feu éteint.

GRIS

Mélange de noir et blanc mais jamais l'un ou l'autre, d'où sa réputation pour la neutralité et la platitude. C'est la couleur des cendres et du plomb, ainsi que du ciel par temps de pluie où nous ne savons que faire. Dans ces moments, nous ne sommes peut-être pas déprimés mais nous ne sommes pas non plus de superbe humeur.

Significations négatives

Un « nuage gris à l'horizon » indique l'arrivée d'une ombre au présent. Il s'agit souvent d'une chose que nous craignons, car nous ne savons pas ce qu'elle va apporter. Une « zone grise » constitue une chose dont nous sommes incertains. Notre attitude est donc réservée vis-à-vis d'elle.

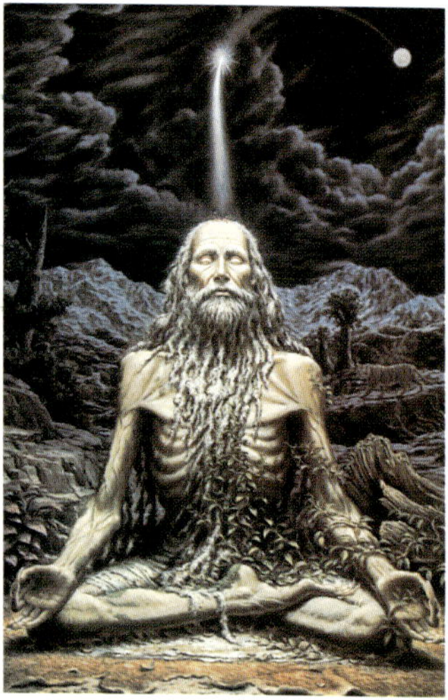

Significations positives

Situé entre les deux extrémités, le gris a des significations positives comme négatives. C'est la couleur de l'intelligence, comme dans « matière grise » ou cerveau. « Barbe grise » ne désigne pas uniquement un homme âgé, mais souvent un vieil homme sage.

Gris argent

Dans l'argent, le gris prend presque une connotation magique ; Nous associons la couleur argent à la lune et à la féminité. Il est utilisé pour décrire des films, comme dans l'expression anglaise « silver screen », le grand écran en français. Ici, nous ne sommes sûrs de rien, nous ne différencions pas le vrai de l'illusion car nous sommes au pays de l'imagination et pouvons donc créer notre propre réalité.

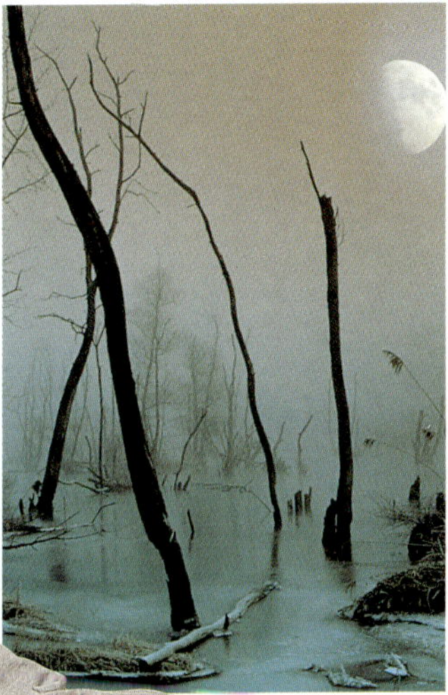

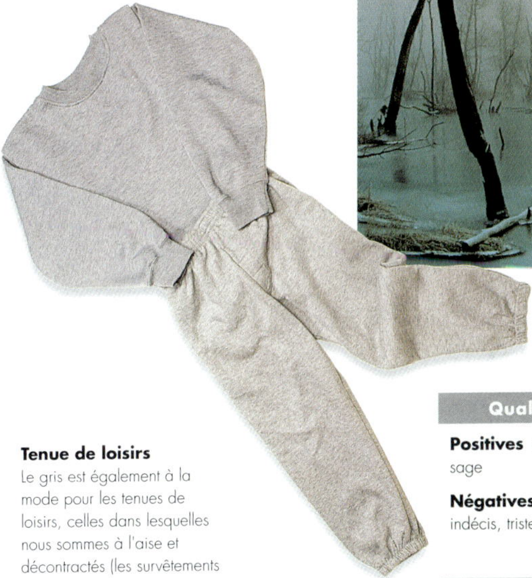

Tenue de loisirs

Le gris est également à la mode pour les tenues de loisirs, celles dans lesquelles nous sommes à l'aise et décontractés (les survêtements et les sweat-shirts). Ces tenues se trouvent souvent dans divers tons de gris.

Qualités grises

Positives sûr, juste, paisible, sage

Négatives inintéressant, indécis, triste

Affirmation grise

« Je prends le temps de décider où je souhaite aller. »

Les secrets des tons rabattus et dégradés

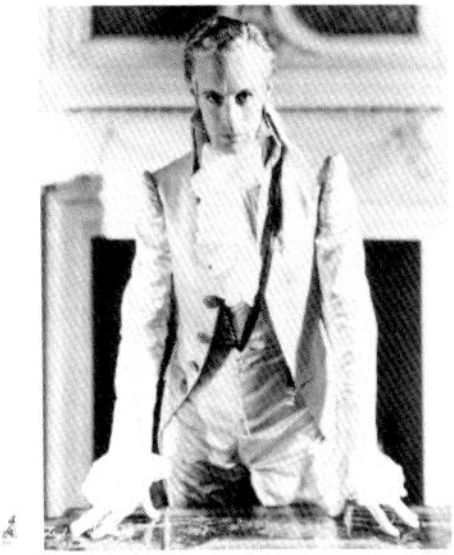

Mouron rouge

La couleur écarlate est vive. C'est la couleur de celui qui ose, peu importe les conséquences.

De manière générale, les teintes vives et éclatantes d'une couleur signifient ses meilleures qualités alors que les tons plus foncés sont plus négatifs. Les tons pastels représentent généralement la couleur à sa plus haute expression.

Rouge

Nous avons déjà vu que le rose était un ton dégradé du rouge ainsi qu'un ton rabattu plus foncé ; entre les deux se trouvent le cramoisi et l'écarlate. Le cramoisi représente la force et la détermination, alors que l'écarlate est associé à l'audace et au courage. Le Mouron Rouge en est un exemple, l'aristocrate anglais qui a fait sortir les aristocrates de France pendant la Révolution française. La couleur est cependant également associée au désir et à la promiscuité sexuelle, comme le résume l'expression « la femme écarlate ».

Orange et jaune

Les couleurs pêche et abricot sont des tons dégradés de l'orange, et ont toutes deux une signification positive. Ce sont des couleurs chaudes qui induisent un sentiment de bien-être et sont donc à porter si vous devez communiquer ou avez besoin de coopération. Les tons rabattus du orange indiquent une autogratification ou une contre-performance.

Les jaunes pâle, citron et primevère ressortent les meilleures qualités du jaune : l'intelligence, la perspicacité et la capacité à distinguer le vrai du faux. C'est la couleur de l'intellectuel, du philosophe, de la personne qui recherche les significations. Le jaune foncé est quant à lui associé à un esperit suspicieux, à la critique destructrice et à la malice. C'est la couleur de celui qui aime chercher des noises ou qui peut être vindicatif.

Vert

Le vert émeraude est l'une des couleurs les plus positives du spectre. Il suggère une abondance de ce dont nous avons besoin et une générosité de ce que nous avons. C'est donner et recevoir librement ; tout est en équilibre. Les verts pâles sont associés aux qualités du coeur, comme la sympathie, la gentillesse et la compassion, offertes à nouveau sans rien attendre en retour. Les verts foncés indiquent en revanche les émotions plus sombres : l'envie, l'amertume et la possessivité.

Le message des dégradés

Cette liste montre les principales caractéristiques de ces dégradés

écarlate désir

pêche bonne communication

citron esprit clair

émeraude abondance

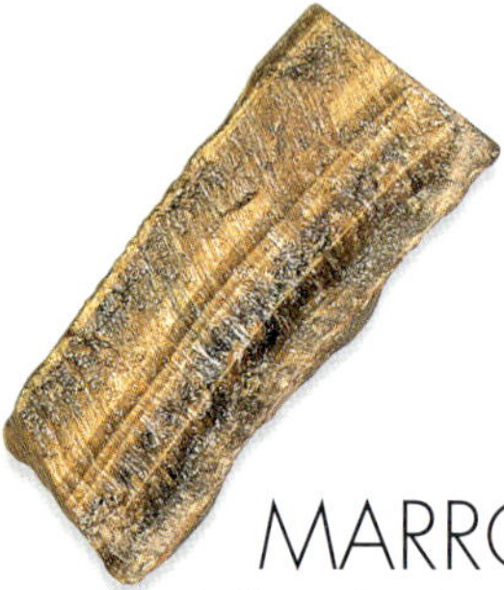

L'oeil du tigre

Le jaune et le marron de l'oeil du tigre sont les couleurs de la Terre.

MARRON

Cette couleur a de multiples associations à la Terre, du sol aux roches et minéraux, l'écorce des arbres, les feuilles d'automne, les graines et les noix. Chez l'homme et les animaux, il est également caractéristique ; c'est la couleur de la peau, des cheveux et des yeux. La pierre oeil du tigre, avec ses riches couleurs cuivrées, possède de nombreuses qualités que l'on associe au marron. Elle a une influence apaisante, ce qui nous permet de rester droits et minutieux ; elle nous aide également à concentrer nos énergies sur notre travail, au lieu de nous dissiper.

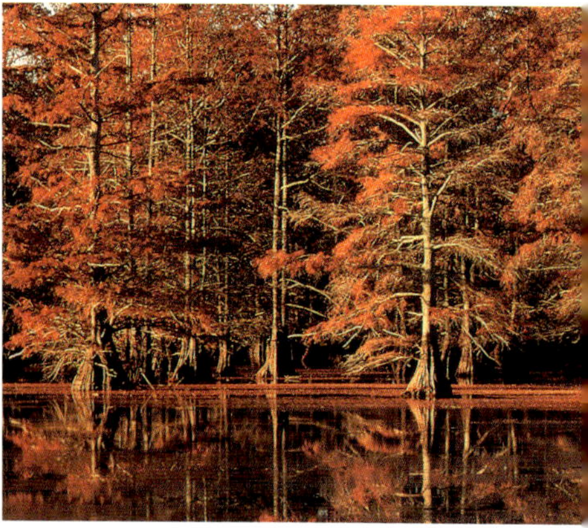

Nostalgie

Son association à l'automne lie peut-être le marron à la mélancolie et la nostalgie, mais ce sont des sentiments naturels qui doivent être appréciés à leur juste valeur. Nous ne pouvons pas être tout le temps gais et joyeux, pas plus que nous ne pouvons avoir le printemps éternel.

La Terre

Le marron est la couleur de la Terre, qui nous nourrit et nous soutient dans un cycle sans fin de vie et de mort, de croissance et de décrépitude. Nous semons des graines au printemps, nous récoltons les fruits en été et les feuilles des arbres tournent au marron à l'automne et tombent pour se transformer en paillis pour le prochain cycle. À cette période de l'année, nous errons dans les bois absorbés dans nos « pensées sombres » ou rêveries.

Fiable

Nous considérons généralement le marron comme allant de soi car il est toujours présent, solide et rassurant, mais sans lui nous manquerions de stabilité. Il est l'une des couleurs préférées des hommes d'affaires car elle est associée à la fiabilité et à un bons sens pratique. Nous avons tous porté cette couleur à un moment donné, même si ce n'est que sur les chaussures ou sur un accessoire comme un sac à main ou une montre.

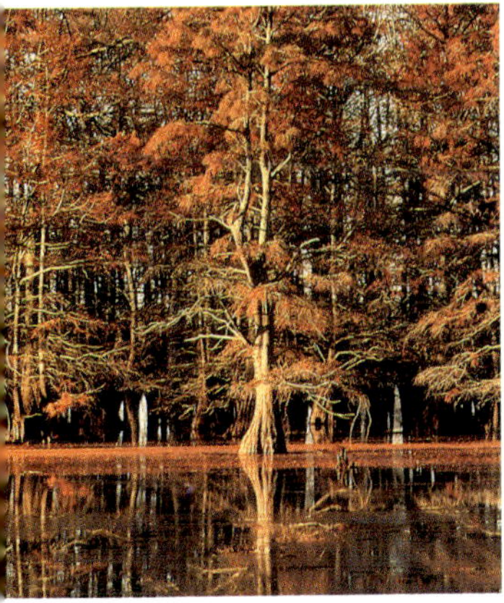

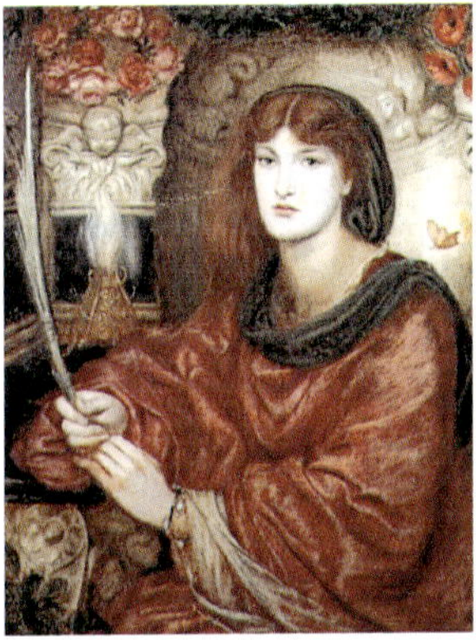

La terre

Portez du marron si vous ne vous sentez pas concentré et avez besoin de vous fixer, ou si vous vous laissez facilement influencer et avez besoin de vous protéger. N'en abusez pas, vous risqueriez de craindre le changement ou d'affronter le nouveau ou l'inconnu.

Qualités marron

Positives sûr, stable, tenace, studieux

Négatives prudent, craintif, ennuyeux

Affirmation marron

« Je me sens en sécurité et j'ai tout ce dont j'ai besoin ».

La sagesse des tons rabattus et dégradés

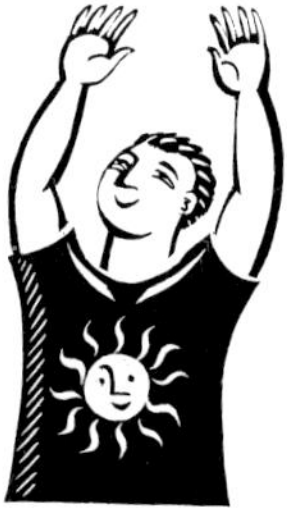

Dévotion

Le bleu est la couleur de la dévotion, à Dieu ou à une cause qui en vaut la peine.

Nous avons étudié pages 72 et 73, et 84 et 85, les significations données aux tons dégradés et rabattus. Examinons maintenant la signification du bleu, de l'indigo et du violet.

Le bleu

Le bleu pâle est généralement associé aux petits garçons ; il représente cependant la dévotion à un idéal. Le bleu foncé, en revanche, symbolise les meilleures qualités « bleues » : la loyauté, l'intégrité et la fiabilité.

Les tons les plus foncés de bleu, comme ceux de la plupart des couleurs, ont une connotation négative, à l'exception du bleu marine, appelé ainsi pour son association à l'uniforme marin. Cette couleur représente l'autorité et le jugement sérieux. C'est peut-être pourquoi il est souvent choisi pour les costumes et tailleurs.

L'indigo n'a pas de ton dégradé, mais mélangé au noir il peut par exemple transformer un professeur inspiré en chef de culte qui demande l'obéissance de ses disciples. De la même manière, le violet foncé est associé à l'officier de haut rang corrompu par le pouvoir et qui abuse de sa position.

Les violets plus clairs, comme les violets lavande, lilas et améthyste ressortent les propriétés plus mystiques, thérapeutiques et esthétiques du bleu, symbolisant la plus haute expression de ce dont nous sommes capables.

Le sens caché de la couleur

Toutes les couleurs, sauf les couleurs primaires, sont un mélange de plusieurs couleurs. L'orange est un mélange de rouge et de jaune, le jaune, de rouge et de vert, le vert, de bleu et de jaune, etc. Il est important, dans la chromothérapie, de connaître les couleurs qui sont à la base d'une autre car le corps ressentira leurs vibrations.

Si vous décidez donc de vous soigner avec du vert, vous ressentirez non seulement l'harmonie du vert mais également l'influence apaisante du bleu et la stimulation mentale du jaune. C'est ce qui en fait une si bonne couleur de thérapie. Il équilibre les deux extrémités du spectre.

Perception des couleurs

Le premier moyen de percevoir les couleurs est bien évidemment par la vue ; mais nous les ressentons aussi inconsciemment par la peau.

Cette sensibilité peut être développée afin d'identifier les couleurs uniquement en les touchant avec les mains. Beaucoup d'aveugles parviennent à différencier les couleurs de cette manière.

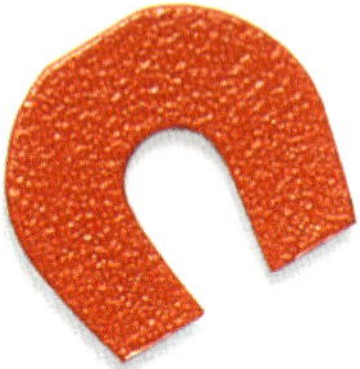

Les opposés s'attirent

Les opposés s'attirent, comme les pôles d'un aimant ou les couleurs complémentaires.

LES COULEURS COMPLÉMENTAIRES

Chaque couleur possède sa propre couleur complémentaire, face à elle sur le cercle chromatique (voir page 35). Alors que le vert est la couleur complémentaire du rouge, c'est le bleu qui est utilisé en chromothérapie. Une couleur et sa couleur complémentaire s'équilibrent et s'attirent comme les pôles d'un aimant, ce qui est très important pour la chromothérapie.

« Voir » la couleur complémentaire

Vous pourrez trouver une couleur complémentaire sans regarder le cercle chromatique grâce à un exercice très simple. Fixez par exemple un objet rouge pendant quelques secondes puis regardez une feuille blanche ou un mur blanc. Vous apercevrez la post-image sur le blanc, qui sera de la couleur complémentaire, vert dans ce cas. Cela a son contrepoint dans la nature, dans le deuxième arc-en-ciel que nous percevons parfois dans le ciel. Il apparaît au dessus du premier, mais si vous observez attentivement, vous constaterez que les couleurs sont inversées, autrement dit que le bleu se trouve en bas de l'arc-en-ciel et le rouge en haut.

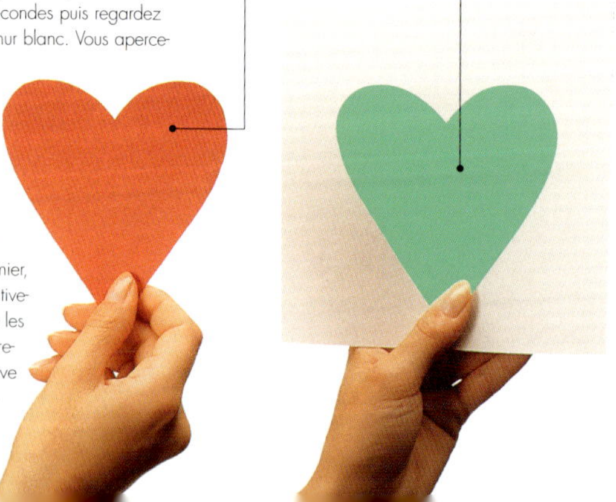
Fixez un objet coloré
Post-image dans la couleur complémentaire

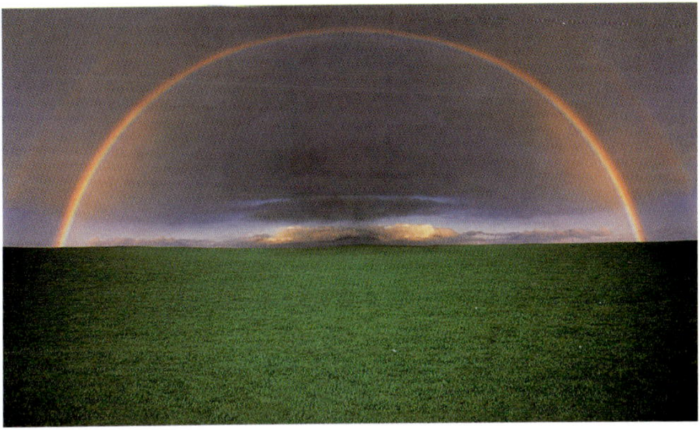

Arc-en-ciel

Pour comprendre comment les couleurs sont complémentaires l'une de l'autre, il suffit d'observer l'arc-en-ciel qui apparaît après un orage, surplombant la terre dans une gamme intense de couleurs.

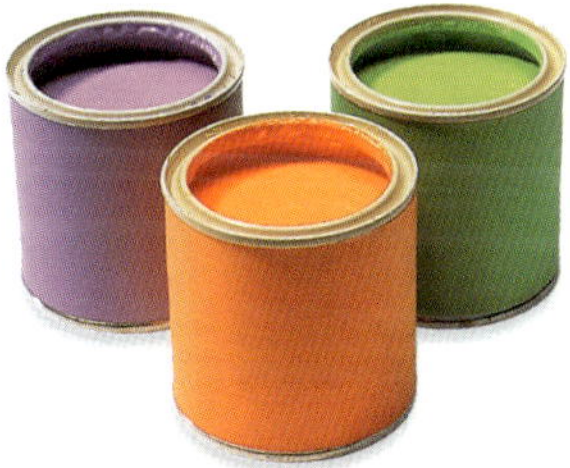

Couleurs complémentaires

rouge	vert	bleu	rouge
orange	indigo	indigo	orange
jaune	violet	violet	jaune

Mélange de couleurs

Il n'est pas évident de voir les couleurs complémentaires obtenues par un mélange, comme en peinture. Si vous parcourez une pièce du regard et sentez que les couleurs sont en déséquilibre, mais n'êtes pas sûr des couleurs à apporter, faites le test très simple décrit précédemment. Fixez le mur ou le canapé de la couleur inappropriée puis regardez au loin une feuille blanche. Sa couleur complémentaire apparaîtra et c'est celle qu'il faudra tenter d'introduire dans la pièce. Plus le ton dégradé sera clair, plus le ton rabattu sera foncé pour le compléter.

Les couleurs complémentaires en chromothérapie

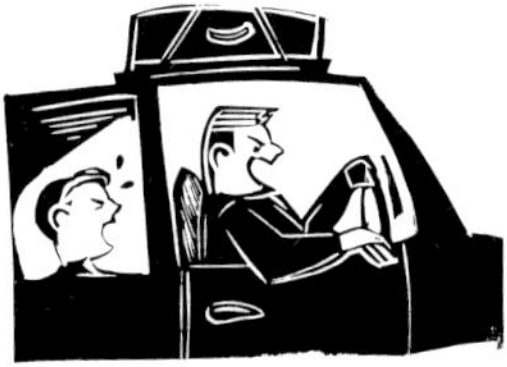

Stress
Si vous vous trouvez dans une situation stressante, le bleu vous aidera à garder votre calme.

Toute maladie ou désaccord au sein du corps humain ressort comme un déséquilibre d'énergie de couleur. Si vous souffrez par exemple de forte tension, ou si vous vous sentez en colère ou irritable, il y a un excès d'énergie rouge dans votre système. Soignez-vous alors avec la couleur complémentaire, donc le bleu. Il se peut que vous soyez coincé dans un embouteillage, furieux car vous allez être en retard à un rendez-vous important. À l'évidence, vous n'aurez pas accès à des lampes ou à des filtres colorés mais vous pouvez méditer sur du bleu (voir pages 140 à 143) ou simplement regarder le ciel bleu par la fenêtre. Votre colère se dissipera et vous commencerez à vous calmer. Si vous vous rendez dans un salon de beauté pour vous offrir un massage relaxant, et découvrez que la salle est peinte en jaune, demandez au thérapeute s'il ou elle n'a pas une serviette violette à mettre sur vous, car les tons pâles comme le jaune peuvent être surexcitants. Visualisez alors la couleur violette (voir pages 146 et 147). Vous constaterez rapidement que le décor ne vous dérangera plus.

Temps de traitement

Ce principe de traitement par les couleurs complémentaires est très important dans la chromothérapie. Vous devez vous soigner avec la couleur complémentaire de la propre couleur complémentaire à la fin d'une séance de chromothérapie. Par exemple, si vous recevez un traitement avec le bleu, disons pour une tension élevée (conditions rouges), il sera alors nécessaire de terminer la séance avec un traitement au rouge. De nombreux thérapeutes, surtout ceux qui utilisent des lampes et des filtres, pratiquent des temps de traitement précis pour chaque couleur, à la minute près, ou fraction de minute. Si vous décidez de pratiquer un traitement, il est conseillé de consulter un chromothérapeute qualifié qui vous précisera la durée du traitement avec chaque couleur.

Vert

Si vous doutez des effets d'une couleur, ou pensez vous être exposé trop longtemps à une couleur, vous pouvez toujours vous traiter au vert, ou simplement le visualiser, pour remédier à la situation. Étant neutre, il corrigera tout déséquilibre créé par inadvertance.

MÉTHODES DE CHROMOTHÉRAPIE

Vous découvrirez dans cette partie les méthodes de chromothérapie que vous pourrez expérimenter sans dépenses ni problèmes. Il se peut que vous vous sentiez déprimé ou stressé, ou que vous souffriez d'une sorte de maladie physique. Quel que soit le problème, vous êtes conscient d'un déséquilibre d'énergie en vous qui peut être traité par la couleur. Certaines des méthodes décrites ici remontent à des époques ancestrales, comme celles qui consistent à respirer des couleurs ou à boire de l'eau colorée. Les autres méthodes sont plus modernes et impliquent l'utilisation de lampes ou de filtres de couleur. Elles sont cependant toutes relativement simples et faciles à pratiquer. N'oubliez pas que la chromothérapie ne règlera pas nécessairement tous vos problèmes et si vous avez un sérieux problème de santé, il est important de consulter votre médecin ou tout autre professionnel de la santé qualifié.

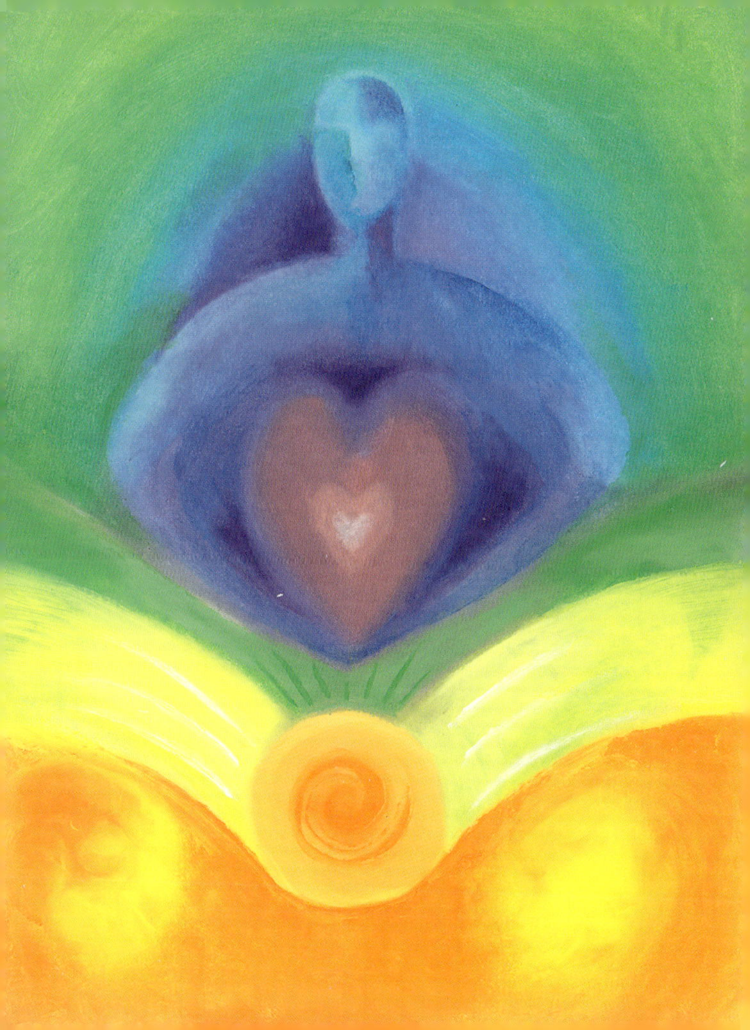

L'aura

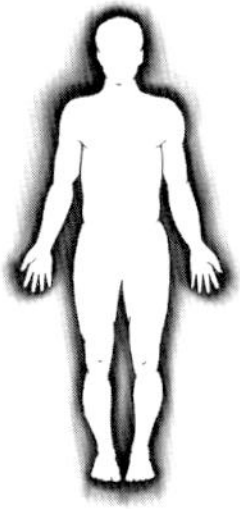

Bandes de couleur
Le corps humain est entouré de lumière ou d'énergie en bandes de différentes couleurs, que l'on appelle aura.

Une aura est la lumière ou l'énergie qui émane du corps humain ou d'un animal ; elle est en fait aussi émise par les plantes, les pierres et tout objet visible.

On décrit généralement une aura comme ayant la forme d'un oeuf, ou d'un ovale. Elle mesure chez la plupart entre 5 et 8 centimètres et fait le tour du corps en différentes couches ou bandes de couleurs. La bande la plus près du corps est appelée corps éthérique, également connue sous le nom de double éthérique car c'est le double du corps physique. Le corps éthérique tire la force vitale de l'atmosphère et la répartit à travers les chakras ou centres d'énergie (voir pages 100 et 101) du corps.

Lire l'aura

L'aura en dit long sur l'état physique, mental et émotionnel d'une personne, ainsi que sur son développement spirituel. La taille et l'état de l'aura varient : plus une personne est évoluée, plus son aura est grande et rayonnante. Inversement, l'aura d'une personne dont les niveaux d'énergie sont faibles semble plus terne et plus petite que la normale.Au début du XXe siècle, le Dr. W.J. Kilner a inventé un appareil désormais connu sous le nom d'écran de Kilner. Il s'agissait d'une sorte de lentille constituée de deux morceaux de verre, entre lesquels était versée une solution de teinture violet-indigo qui permettait à Kilner et à ses confrères de percevoir l'aura de leurs patients et de faire leur diagnostic. Par exemple un excès de rouge peut indiquer du stress, pour lequel le traitement au bleu était adapté ; une abondance de bleu, synonyme de manque d'énergie, doit être traitée au rouge.

La photographie de Kirlian

En 1939, Semyon Kirlian, scientifique russe, découvrit comment photographier le champ énergétique des hommes et des choses vivantes, soulevant l'intérêt pour l'aura comme moyen de diagnostic. Il a démontré qu'une photographie d'une feuille à peine cueillie affichait un champ énergétique clair et éclatant, alors qu'une feuille prise une heure après avoir été cueillie affichait un champ beaucoup moins grand et vigoureux. Le Dr Thelma Moss, de l'Université de Californie à Los Angeles, a démontré que la photographie de Kirlian permettait de distinguer les tissus cancéreux des tissus normaux, mais elle reste controversée comme outil de diagnostic.

La girouette de l'âme

Le célèbre médium américain Edgar Cayce a déclaré que « l'aura est la girouette de l'âme. elle montre dans quelle direction soufflent les vents de la destinée ».

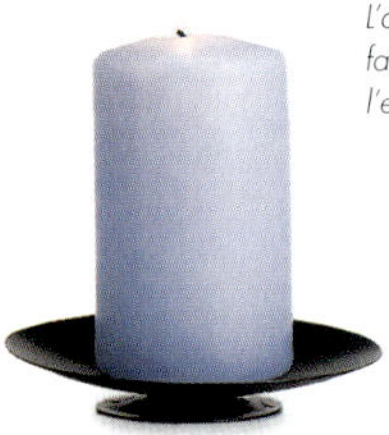

Scintillement
L'aura d'une bougie est le faible scintillement qui l'entoure.

COMMENT VOIR UNE AURA

De nos jours, vous pouvez vous promener dans un festival du corps et de l'esprit et vous asseoir devant un ordinateur qui photographiera votre aura en quelques secondes. Avec un peu de pratique, même si vous n'êtes pas un psychique ou un sensible de nature, vous pourrez cependant vous entraîner à percevoir les auras des autres de vos propres yeux.

Se concentrer sur une aura
La plupart d'entre nous a déjà observé une bougie allumée et vu, quelques minutes après, une légère lueur floue la contourner. Il s'agit de l'aura ou de la couronne de la bougie ; et la capacité à voir les auras est notamment cette capacité à se concentrer sur quelque chose tout en restant détendu. Les techniques de méditation décrites pages 140 à 145 vous y aideront. Vous pouvez essayez avec quelqu'un que vous connaissez. Concentrez-vous sur une partie du haut du corps, comme sa bouche ou ses oreilles puis détendez votre regard. Après quelques instants vous devriez voir apparaître une lueur autour de sa tête et de ses épaules, puis autour du corps entier. Vous finirez par voir les différentes couleurs qui émanent des différentes parties du corps.

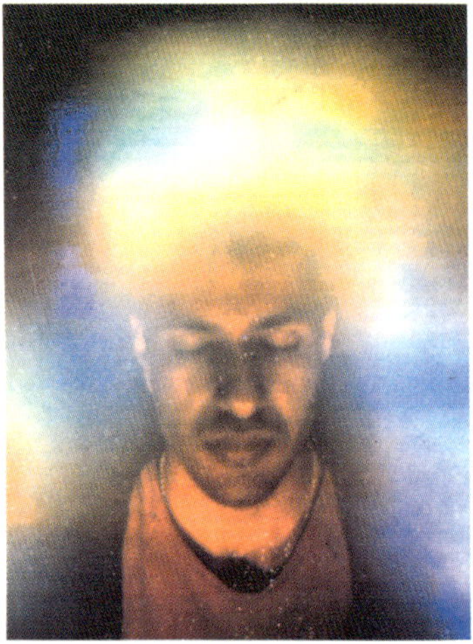

Le secret pour être en forme

Les couleurs de l'aura varient selon l'état de santé général d'une personne et selon son humeur sur le moment, mais vous apprendrez très vite à les interpréter. L'aura d'une personne malade ou déprimée sera composée de couleurs très sombres ou ternes ; celle d'une personne en colère comportera beaucoup de rouge ; enfin l'aura d'un guérisseur ou d'un conseiller sera constituée de violet, couleur du service aux autres.

Aura vert foncé

Cette personne ressent probablement de l'amertume, de l'envie ou de la rancune.

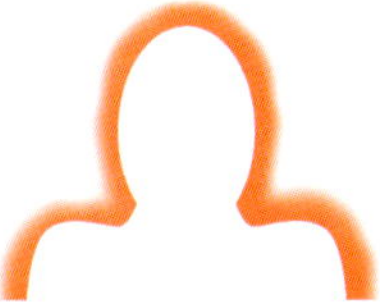

Aura rouge

Cette personne a une forte volonté ou un tempérament colérique, peut-être les deux.

Aura violette

Cette personne est un guérisseur ou aide les autres d'une manière ou d'une autre.

Vue de l'aura

Avec un peu d'entraînement, vous pourrez développer cette capacité à voir les auras. Essayez avec un ami.

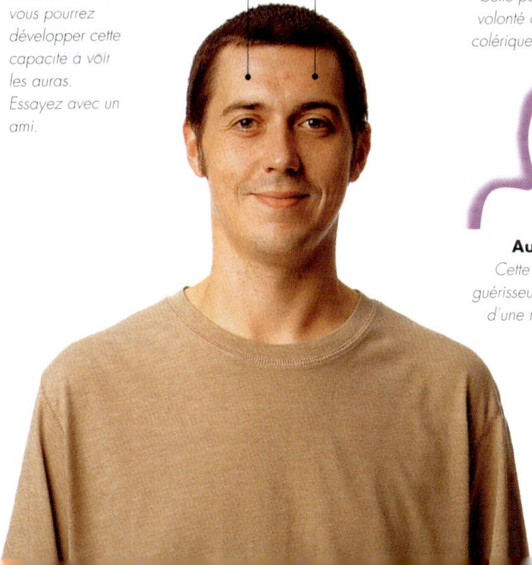
Concentrez-vous sur la partie supérieure du corps.
Vous verrez une lueur autour de la tête et des épaules.

Les chakras

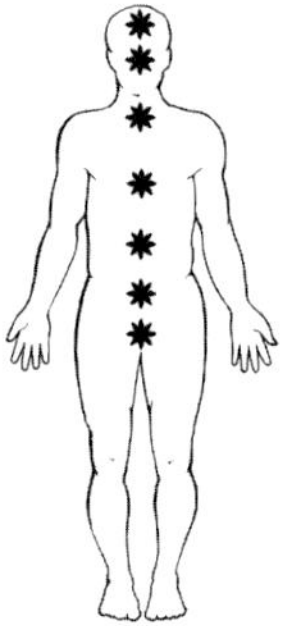

Les principaux chakras
Cinq chakras sont alignés le long de la colonne vertébrale et correspondent à des énergies précises.

Les différentes couches de l'aura correspondent aux sept principaux chakras. « Chakra » vient du sanskrit et signifie « roue ». Ces centres d'énergie tournent dans le sens des aiguilles d'une montre ou dans le sens inverse, selon s'ils absorbent l'énergie ou la libèrent.

Chaque chakra se trouve à un endroit précis du corps est associé à un organe ou une glande. Ils correspondent à des propriétés particulières : physique, émotionnelle et spirituelle.

Les sept centres d'énergie

Le chakra racine se trouve à la base de la colonne vertébrale et est associé à la partie inférieure du corps, autrement dit les jambes, les pieds et les intestins. Il correspond également aux organes de reproduction. Notre sens de la réalité, notre capacité à nous débrouiller dans ce monde, et notre vitalité en dépendent.

Le chakra sacré se trouve dans la zone pelvienne, juste en dessous du nombril, c'est le centre d'énergie sexuelle du corps. Il est associé au foie, au pancréas, à la rate, aux reins, à la vésicule et régule donc les fluides corporels. Il est associé à notre bien-être.

Au dessus du nombril se trouve le chakra du plexus solaire, associé à l'estomac et au fonctionnement du système nerveux sympathique (qui accélère des nerfs). Ce chakra gère la passion, les sentiments instinctifs, et influence notre sens du pouvoir personnel.

Le chakra du coeur se trouve au milieu de la poitrine et est associé au thymus, une glande qui joue un rôle vital dans le système immunitaire. Il régule notre équilibre émotionnel et gère l'amour, la compassion et la gentillesse.

Le chakra de la gorge se trouve devant la gorge et est relié à la glande thyroïde, qui contrôle le métabolisme du corps. C'est le centre du discours, de la communication et de l'expression libre.

Le chakra frontal, au milieu du front, est associé à la glande pituitaire qui contrôle la production hormonale. Ce chakra est connu comme le troisième oeil car il est clairvoyant.

La chakra coronal se trouve au sommet de la tête. Il est relié à la glande pinéale qui influence les processus inconscients. Le chakra coronal est le centre de la spiritualité ou de l'esprit.

Les nadis

Les chakras sont reliés par les nadis, issus également du sanskrit, signifiant les « conduits astraux ». Les nadis sont des conduits d'énergie par lesquels le prana, la force vitale, coule dans le corps humain. Le corps comprend de nombreux nadis, et correspondant aux méridiens d'acuponcture.

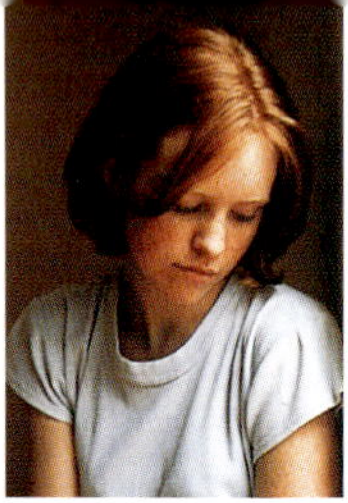

Énergie bloquée
Si une personne est malade ou se sent négative, les couleurs des chakras seront plus faibles et plus ternes, et le flux d'énergie sera bloqué. Le manque d'harmonie apparaîtra dans l'aura.

COULEURS DES CHAKRAS

Le corps éthérique, qui entoure le corps physique, agit plutôt comme un prisme, réfractant la lumière en couleurs du spectre, qui résonnent alors avec les chakras. La couleur du chakra racine est le rouge, du chakra sacré, l'orange, du chakra du plexus solaire, le jaune, du chakra du coeur, le vert, du chakra de la gorge, le bleu, du chakra frontal, l'indigo et du chakra coronal, le violet.

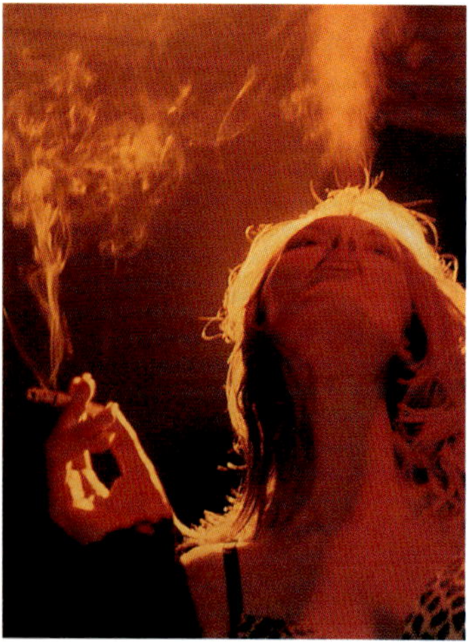

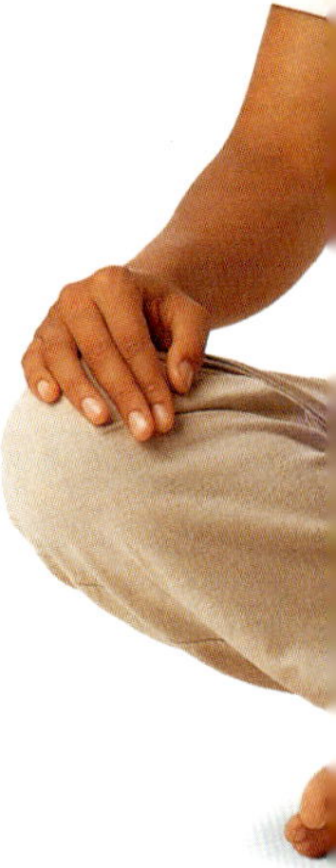

Aura abîmée
L'aura d'un fumeur ou d'un alcoolique contiendra de petites taches, représentant la pollution du système.

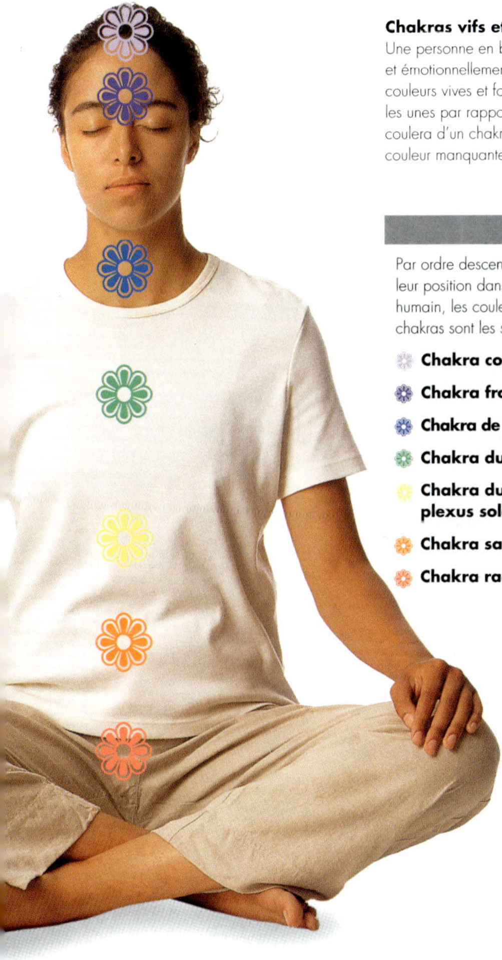

Chakras vifs et forts

Une personne en bonne santé physiquement et émotionnellement aura un chakra aux couleurs vives et fortes, en équilibre les unes par rapport aux autres. L'énergie coulera d'un chakra à un autre, sans aucune couleur manquante ni excès de couleur.

Par ordre descendant, d'après leur position dans le corps humain, les couleurs des chakras sont les suivantes :

- **Chakra coronal** violet
- **Chakra frontal** indigo
- **Chakra de la gorge** blue
- **Chakra du coeur** vert
- **Chakra du plexus solaire** jaune
- **Chakra sacré** orange
- **Chakra racine** rouge

Blocages dans les chakras

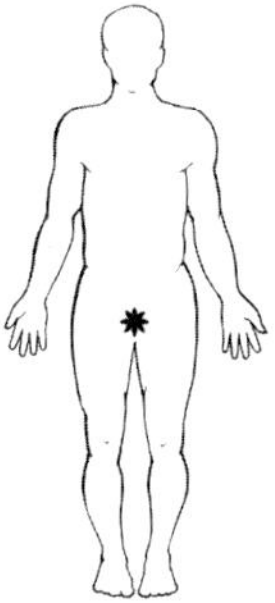

Chakra racine
Un blocage au niveau du chakra racine affaiblit la force vitale, provoquant une sensation d'épuisement.

Lorsque vos sensations sont bloquées et que le flux d'énergie est limité à travers les chakras, vous n'êtes pas en bonne santé physique ou psychologique. Cela se manifeste différemment en fonction du chakra affecté. Les auras des personnes bloquées sur le plan émotionnel ou psychologique, auront du gris en elles pouvant même apparaître sous la forme d'un noeud ou d'un bille. Dans ce cas, le gris est la couleur de la crainte et du doute ; c'est cependant aussi la couleur de la transition ; elle indique un changement éventuel.

SI le chakra racine est affecté, il se peut que vous manquiez d'énergie ou que vous souffriez de lombalgie chronique. Ces problèmes physiques peuvent être dus à un sentiment d'insécurité ou à l'impression de ne pas être soutenu. Un excès d'énergie dans cette zone peut conduire à un comportement violent et incontrôlé.

Si le chakra sacré ne fonctionne pas correctement, divers problèmes dans la région pelvienne, ou sur le plan sexuel peuvent apparaître.

Les blocages au niveau du chakra du plexus solaire peuvent révéler des ulcères ou d'autres problèmes d'estomac, une indigestion, du diabète ou une hépatite. Les problèmes psychologiques sont entre autres le stress et l'anxiété. Ce chakra étant associé à notre mentalité, des difficultés à penser clairement ou à prendre des décisions peuvent exister.

Les chakras supérieurs

Tout trouble au niveau du chakra du

coeur peut résulter en problèmes cardiaques ou pulmonaires ou créer des difficultés relationnelles, car un problème à ce niveau empêche d'exprimer l'amour. Ceci peut d'ailleurs être du à un manque d'amour propre ou à une méfiance envers les autres.

Les blocages au niveau du chakra de la gorge manifestent généralement des problèmes de la thyroïde, une laryngite ou des maux de gorge. Ils peuvent empêcher de nous prononcer en faveur de nous-même, ou nous nous obstinons pour que les autres partagent notre point de vue.

Si le chakra frontal est instable, vous souffrez peut-être d'insomnie, de fatigue, maux de tête ou de problèmes nerveux. Vous ne faites pas confiance à votre intuition ou à votre capacité à percevoir les autres réalités. Un dysfonctionnement du chakra frontal est également associé à des maladies nerveuses, comme la sclérose en plaques. Il est aussi lié à un manque de conscience spirituelle et au sentiment que la vie n'a peu ou point de signification.

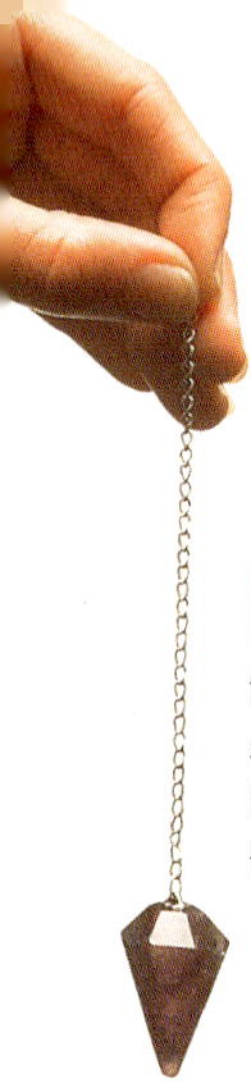

Réponse

Un pendule pourra vous aider à trouver les réponses à vos propres questions.

RADIESTHÉSIE

Si vous sentez que quelque chose ne tourne pas rond, sur le plan physique ou émotionnel, mais n'êtes pas sûr de la couleur à utiliser pour rééquilibrer vos énergies, alors essayez la radiesthésie. Prenez un pendule, que vous pouvez facilement fabriquer vous-même.

Fabrication et utilisation du pendule

Pour fabriquer un pendule, prenez un cristal qui vous tient particulièrement à coeur puis attachez un bout de ficelle ou de corde autour, en veillant à ce qu'elle soit suffisamment molle pour pouvoir se balancer ! Puis prenez le cercle chromatique qui se trouve à la page 35, à moins que vous ne préfériez vous en fabriquer un.

Il faut maintenant découvrir comment fonctionnera le pendule. Demandez, à voix haute ou dans votre tête, comment il réagira si la réponse est « oui ». Après une ou deux secondes, le pendule commencera à bouger, dans le sens des aiguilles d'une montre ou inversement, ou d'un côté à l'autre. Répétez l'opération pour le « non » et éventuellement pour la réponse « je ne sais pas, veuillez réessayer ».

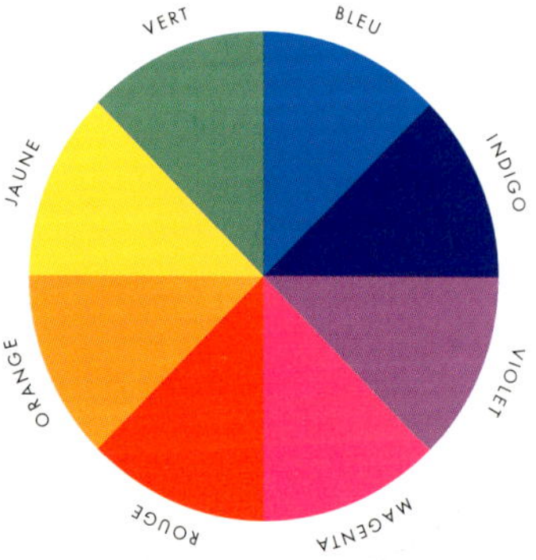

Cercle chromatique

Ce cercle chromatique comprend le magenta, entre le rouge et le violet.

Trouver la couleur

Vous êtes fin prêt à découvrir la couleur dont vous avez besoin. Premièrement, préparez la question que vous souhaitez poser de manière à ce que la réponse soit oui ou non. Vous pouvez par exemple vous sentir un peu faible mais ne savez pas quelle couleur chaude employer. Demandez simplement : « Ai-je besoin de rouge/orange/jaune ? » Puis tenez le pendule au dessus du cercle chromatique et regardez dans quelle direction il balance.

Il se dirigera sur la couleur dont vous avez besoin. Il ne vous reste ensuite plus qu'à choisir une des méthodes de thérapie décrites par la suite.

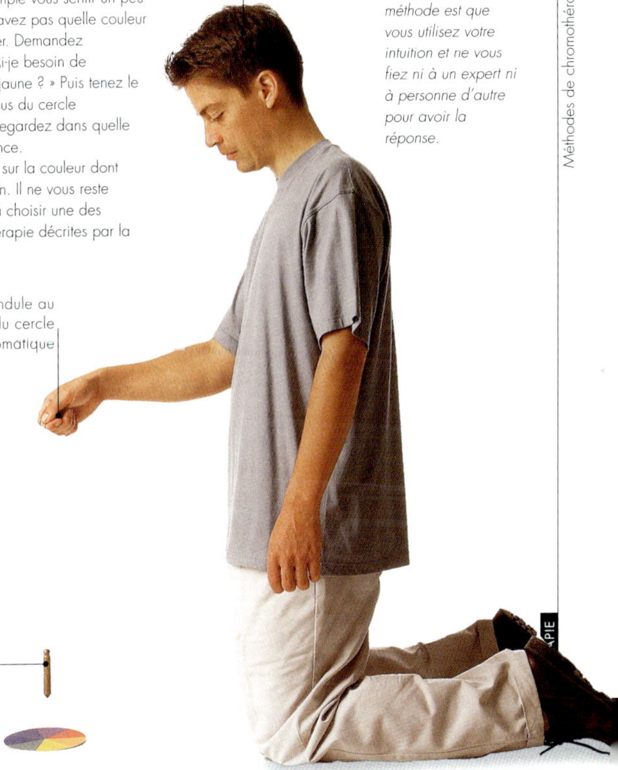
Posez la question dans votre tête
Tenez le pendule au dessus du cercle chromatique
Observez le balancement du pendule

Intuition

Le charme de cette méthode est que vous utilisez votre intuition et ne vous fiez ni à un expert ni à personne d'autre pour avoir la réponse.

La thérapie par la lumière colorée

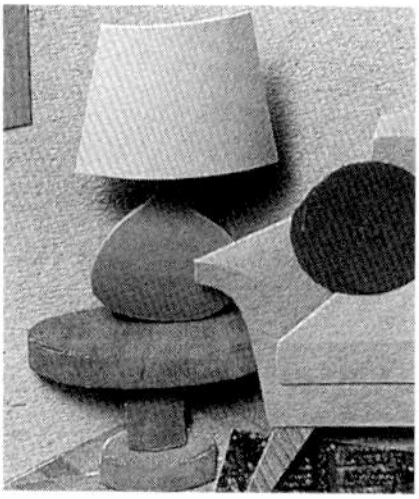

Ambiance
La lumière colorée est un moyen très efficace pour créer une ambiance particulière dans une pièce de la maison.

Le traitement par la lumière colorée est également connu sous le nom de chromothérapie, du grec khroma, qui signifie lumière. Cette forme de thérapie remonte aux temps anciens et à l'utilisation du verre ou du cristal pour filtrer les rayons du soleil. Aujourd'hui, il existe toute une variété de lampes pour cette utilisation précise. Une lampe illuminera votre pièce de la couleur souhaitée, qu'elle soit bleue pour la détente ou orange pour la socialisation, etc. Pour ne pas dépenser trop d'argent, vous pouvez également fabriquer votre propre lampe colorée en achetant des filtres ou des gels de couleur chez un spécialiste ou chez un photographe. Placez-les sur une lampe ordinaire chez vous, mais veillez à laisser un espace entre le filtre et l'ampoule, sinon il brûlera.

Vous pouvez aussi acheter des ampoules colorées, disponibles en grandes variétés, et les placer sur vos lampes. Si votre chambre est une pièce froide, choisissez par exemple une ampoule abricot ou pêche pour obtenir une lueur qui inondera la pièce.

La bougie

Une autre méthode économique mais efficace consiste à placer une bougie allumée dans un verre coloré. Si vous vous sentez stressé ou épuisé, placez une bougie dans un verre bleu ou indigo ; cela vous calmera et convient également pour la méditation. La lumière de la bougie est douce et légère, et associée au verre coloré, elle permet de provoquer une humeur ou un sentiment particulier.

Traitement

Le traitement à la lumière colorée prend généralement deux formes : la lumière peut être diffuse sur la totalité du corps, surtout le dos. Cette méthode est plutôt revitalisante. La lumière peut également être concentrée sur un point précis, où vous sentez un déséquilibre ou sur une partie qui vous fait souffrir. Si vous n'êtes pas sûr de la couleur à employer, tentez la radiesthésie ou reportez-vous à la partie précédente. Vous y découvrirez les conditions et états d'esprit que facilite chaque couleur.

La nature de la lumière

La lumière traverse l'espace sous forme d'ondes, à différentes fréquences selon la couleur. Le violet dégage de petites ondes et apaise, le rouge de grandes ondes et revigore.

EMPLOI DE LA LUMIÈRE COLORÉE

Si vous souhaitez traiter une zone particulière de votre corps, il est préférable de consulter un chromothérapeute qui déterminera la couleur dont vous avez besoin et, surtout, la durée pendant laquelle vous devez vous exposer. Il est conseillé de porter des vêtements blancs ou très clairs pendant le traitement, la couleur sera mieux absorbée. Une couleur pourrait interférer avec le traitement.

Sources de lumière

Il existe des instruments spécialement conçus pour la chromothérapie, dont l'emploi est sûr à partir du moment où les instructions sont suivies. Cependant, si vous souhaitez simplement créer un effet général, placez un filtre coloré ou une ampoule de couleur sur une lampe, que ce soit une lampe sur pied, de chevet ou d'architecte.

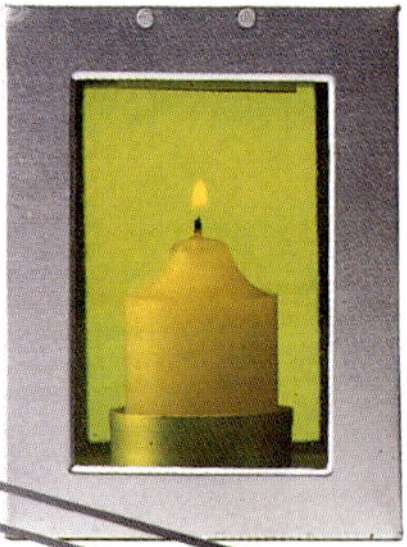

BOUGIE

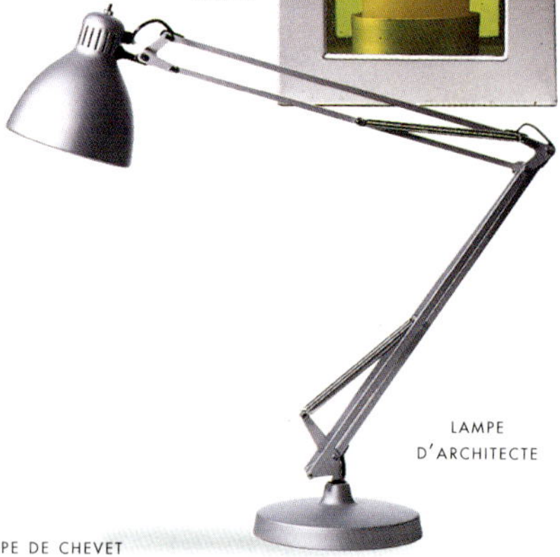

LAMPE D'ARCHITECTE

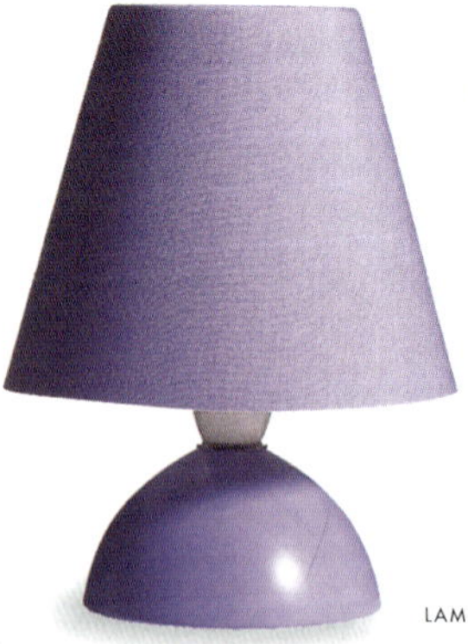

LAMPE DE CHEVET

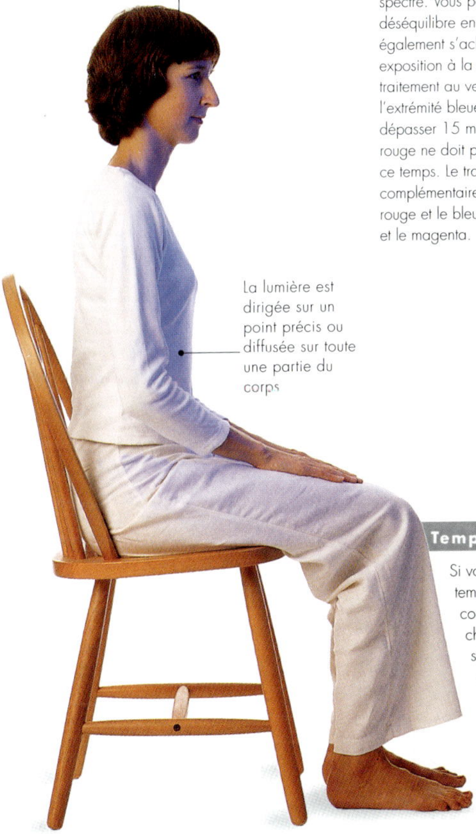
La lumière bleue calme et éloigne le stress
La lumière est dirigée sur un point précis ou diffusée sur toute une partie du corps

Traitement à la lumière

Il peut être dangereux de s'exposer trop longtemps à la couleur, surtout au rouge ou à une couleur de l'extrémité chaude du spectre. Vous pourriez créer un déséquilibre en vous. Le traitement doit également s'achever par une courte exposition à la couleur complémentaire. Le traitement au vert et aux couleurs de l'extrémité bleue du spectre ne doit pas dépasser 15 minutes. Le traitement au rouge ne doit pas dépasser la moitié de ce temps. Le traitement avec la couleur complémentaire va de trois minutes pour le rouge et le bleu à sept minutes pour le vert et le magenta.

Temps d'exposition

Si vous n'êtes pas sûr du temps d'exposition à une couleur, consultez un chromothérapeute, surtout si votre état nécessite des traitements réguliers.

La thérapie par l'eau colorée

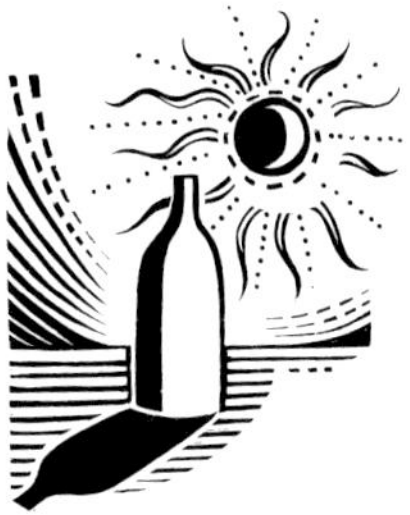

Rayons du soleil
L'eau est énergisée en exposant une bouteille remplie aux rayons du soleil

Cette méthode est l'une des plus anciennes de la chromothérapie et se pratique toujours en Inde par les docteurs de la médecine Ayurvédique, méthode d'introduction de la couleur dans le corps pour réduire ses douleurs. Cette méthode consiste simplement à remplir d'eau un récipient coloré et à le placer dans la direction du soleil : ce procédé est appelé solarisation. Les rayons du soleil énergiseront alors l'eau avec les qualités de la couleur choisie. Les Égyptiens fabriquaient de parfaites jarres en faïence bleue dans ce but.

Aujourd'hui, la jarre des Égyptiens est remplacée par de nombreuses bouteilles en plastique ou en verre qui servent à conditionner l'eau, les jus de fruits ou toute autre boisson. De nombreuses eaux minérales ou gazeuses sont vendues en bouteilles de divers bleus et verts. Ces couleurs sont choisies délibérément par les fabricants pour leurs propriétés rafraîchissantes et désaltérantes : buvez de l'eau dans un verre ou une bouteille transparente puis dans un récipient bleu ou vert. Beaucoup trouvent la deuxième eau meilleure et plus fraîche.

Autres liquides

Ce principe ne s'applique pas qu'à l'eau mais aussi aux autres liquides. Vous pouvez mettre du lait, des remèdes, de l'huile, de la lotion, etc., dans un récipient de la couleur choisie pour améliorer son effet. Versez par exemple du lait dans un verre orange pour avoir une boisson énergisante au petit déjeuner ; du sirop pour la toux dans un flacon vert pour soigner un rhume ou une grippe ; ou de la lotion pour le corps à la lavande dans un récipient violet pour augmenter ses propriétés relaxantes et apaisantes. Vous pouvez même appliquer ce principe pour conserver des haricots ou tout autre aliment en les plaçant dans des bocaux colorés.

En règle générale, l'eau solarisée avec le rayon rouge a un effet énergisant ou réchauffant ; le rayon orange a un effet revigorant ; le jaune stimule ; le rayon vert a un effet équilibrant, les rayons bleu, indigo et violet ont un effet apaisant.

Ra, Dieu du Soleil

Chez les Égyptiens, les prêtres plaçaient des bols de jus de fruits et de soupes au soleil pour absorber l'énergie du Dieu du Soleil, Ra. Ils plaçaient également des bijoux de la même couleur que les fruits et légumes pour améliorer l'effet.

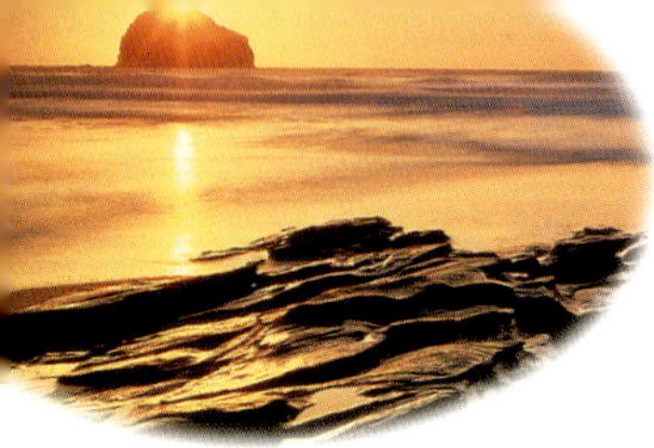

Lever du soleil
Le jour se lève, apportant lumière, énergie et chaleur.

UTILISATION DE L'EAU COLORÉE

Boire de l'eau solarisée est l'un des moyens les plus sûrs d'absorber la couleur dans le système. Une fois la couleur choisie, il vous suffit de remplir d'eau un verre, un pot ou tout autre récipient et de l'exposer directement au soleil à travers un filtre de la couleur choisie. Laissez-le absorber la lumière au moins une heure. L'eau gardera son efficacité pendant deux ou trois jours si elle est conservée au réfrigérateur. Utilisez une bouteille à bouchon vissé ou un vase.

Effet énergisant
Il est préférable de boire l'eau solarisée avec les couleurs de l'extrémité rouge, ou chaude, du spectre dès le matin car elle a un effet stimulant et vous aide à démarrer la journée.

VERRE ROUGE

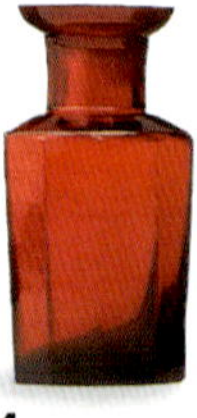

VERRE ORANGE

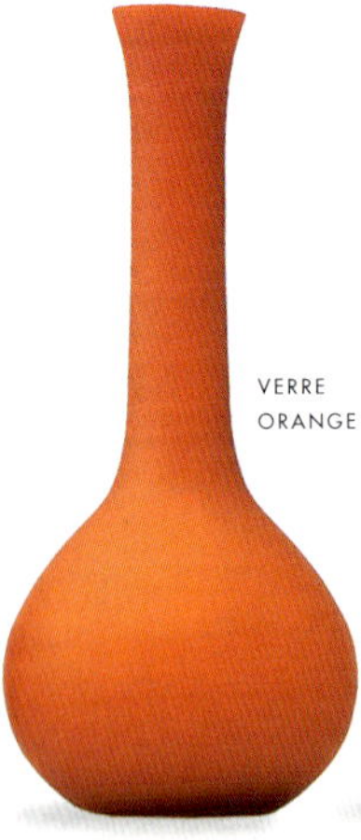

VERRE JAUNE

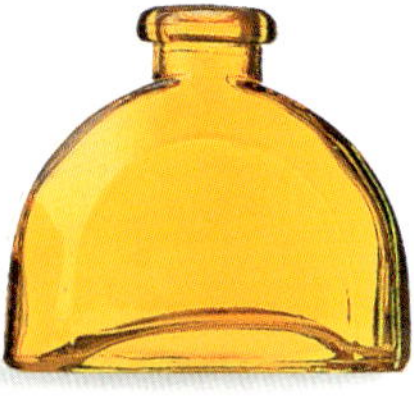

VERRE BLEU

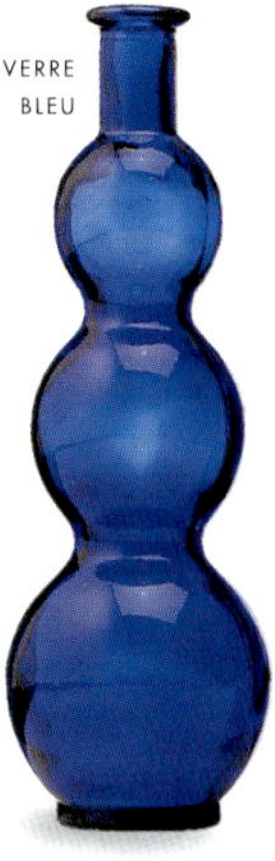

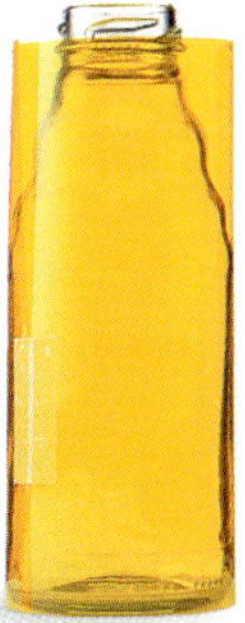

Faire de l'eau solarisée

Pour faire de l'eau solarisée, il est préférable d'utiliser de l'eau minérale ou de l'eau filtrée. Vous pouvez accrocher un filtre coloré autour du verre ou prendre directement un récipient coloré. Puis placez-le au soleil, par exemple sur le rebord de la fenêtre, pour absorber la lumière en traversant la couleur. L'eau en sera alors chargée. Laissez le verre ou la bouteille jusqu'à une heure au soleil, ou plus longtemps s'il ne fait pas beau. L'eau restera efficace deux ou trois jours si elle est placée au réfrigérateur et pourra être bue au moment voulu.

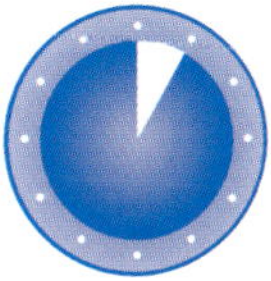

Une heure

Une heure devrait être suffisante pour solariser l'eau.

Goût

Vous découvrirez que l'eau solarisée avec l'une des couleurs de l'extrémité bleue du spectre a un goût différent de l'eau solarisée avec une couleur de l'extrémité rouge du spectre, et reste efficace plus longtemps

Effet calmant

Il est préférable de boire l'eau solarisée avec le vert, le bleu, l'indigo et le violet en fin de journée car elle a un effet calmant.

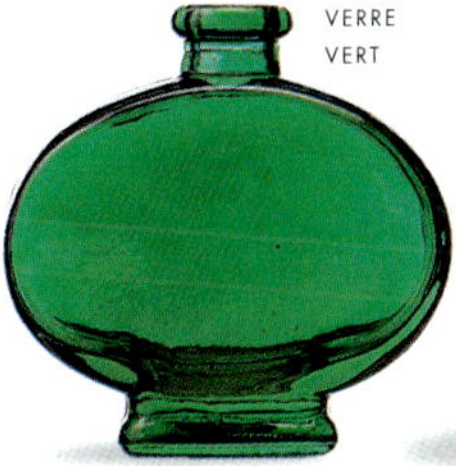

VERRE VERT

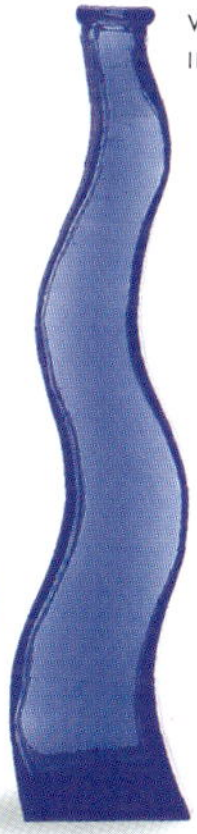

VERRE INDIGO

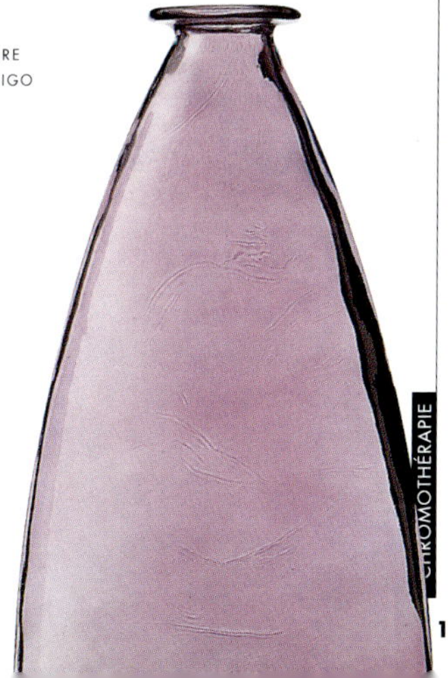

VERRE VIOLET

Bains colorés

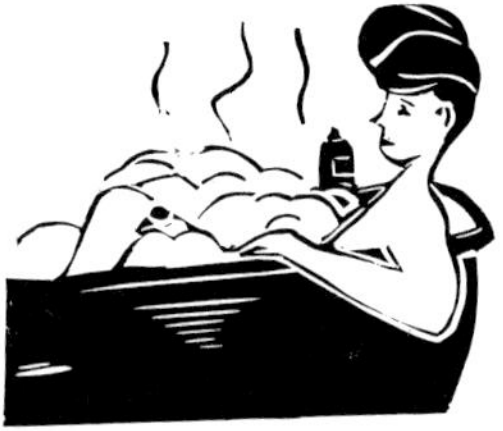

Bain de couleur
Prendre un bain de couleur est une forme de chromothérapie particulièrement agréable et apaisante.

Une autre façon d'absorber l'énergie de la couleur consiste à prendre un bain coloré. Plusieurs formes s'offrent à vous : vous pouvez utiliser des teintures ou des colorants alimentaires pour colorer l'eau, mais si vous n'aimez pas cette idée, ajoutez à l'eau des sels, des fleurs, des essences, des herbes ou des huiles essentielles.

Il existe différentes sortes de bains moussants, mais la plupart sont synthétiques et sont uniquement vendus pour leur parfum. Certains produits contiennent des huiles essentielles, très bénéfiques car 100% naturelles.

Elles ne sont pas seulement absorbées par la peau... Leur parfum peut aussi être inhalé par l'eau chaude du bain. Si vous ajoutez des huiles dans un bain coloré, n'oubliez pas que seules quelques gouttes suffisent. Suivez attentivement les instructions sur la bouteille.

Du parfum et de la couleur

Les huiles peuvent être également ajoutées aux sels pour libérer le stress, vider l'esprit ou seulement aider à se sentir mieux. Le mélange de parfum et de couleur est particulièrement efficace. Alors si vous êtes attiré par la fragrance d'une fleur et par son effet sur vous, vous aurez peut-être envie d'ajouter quelques pétales a votre bain. Ajoutez une ou deux poignées de pétales de rose pour un sentiment de bien-être ; quelques fleurs de freesia, avec leur fort parfum, font naître un sentiment d'exaltation. Les freesias existent en différentes couleurs ; choisissez celle qui correspond à la sensation que vous souhaitez procurer.

Les essences de fleurs

Les essences de fleurs sont fabriquées à partir de fleurs énergisées, placées dans de l'eau pure exposée directement à la lumière du soleil. Elles sont ensuite mélangées à de l'alcool pour créer une teinture. On les connaît mieux sous le nom de fleurs de Bach, d'après le Dr. Edward Bach, dont les recherches de 1928 à 1932 nous ont permis d'avoir cette forme de traitement.

Bach a divisé son remède en sept groupes, chacun étant associé à une couleur différente, pour alléger les états d'esprit négatifs. Ces remèdes peuvent eux aussi être ajoutés à un bain coloré.

Edward Bach

Bach travaillait à l'hôpital homéopathique de Londres après la première guerre mondiale lorsqu'il a remarqué que les maladies semblaient être associées à la personnalité des malades. Les humeurs et les attitudes négatives semblaient avoir contribué à ces maladies. Bach s'est mis à développer des remèdes pour traiter ces états d'esprits négatifs.

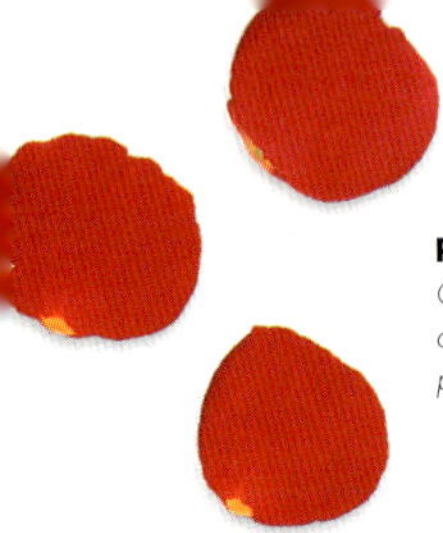

Pétales de fleurs
Quelques pétales de fleurs colorés dans un bain peuvent améliorer ses effets.

PRENDRE UN BAIN COLORÉ

Lorsque vous prenez un bain coloré, l'eau ne doit pas être trop chaude sinon elle interfèrera avec les effets de la couleur utilisée. De plus, si vous ajoutez une huile essentielle, elle pourrait s'évaporer. La température de l'eau peut être un peu plus élevée pour un bain rouge, orange ou jaune, mais plus basse pour le vert, le bleu, l'indigo et le violet. Dans tous les cas, évitez l'eau trop chaude, mauvaise pour le coeur. Une température moyenne, proche de la température du corps, est préférable.

Huiles essentielles
Si vos ajoutez une huile essentielle dans votre bain, arrosez l'eau du bain de quelques gouttes ; si vous ajoutez des sels de bain, jetez-les dans l'eau et veillez à ce qu'ils soient dissous avant d'entrer dans l'eau. Restez dans le bain un petit moment, au moins 10 ou 15 minutes, pour vous permettre d'absorber l'énergie de la couleur utilisée.

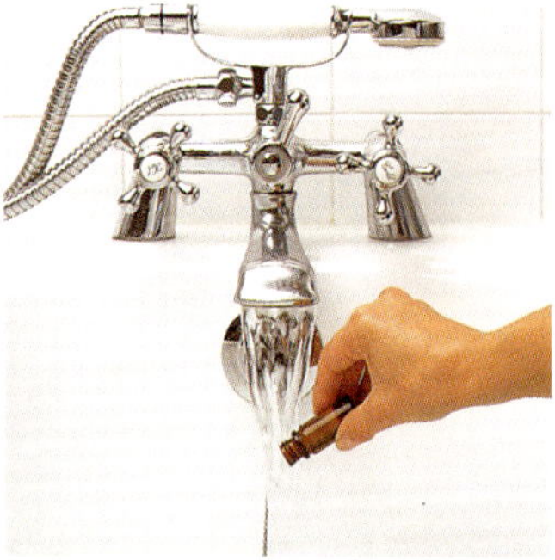

Méditation

Le bain est l'endroit idéal pour méditer (voir pages140 à 141). Vous pouvez donc associer ces deux méthodes de chromothérapie. Il peut également être utile de visualiser l'effet que vous tentez d'obtenir (voir pages 146–149). Vous pouvez également essayer de respirer la couleur que vous souhaitez absorber (voir pages 134–135). Il est cependant important de rester vigilent et de ne pas s'endormir dans le bain.

Sels de bain

Les sels de bain roses vous aideront à vous sentir mieux ils attirent la chaleur et l'amour des autres.

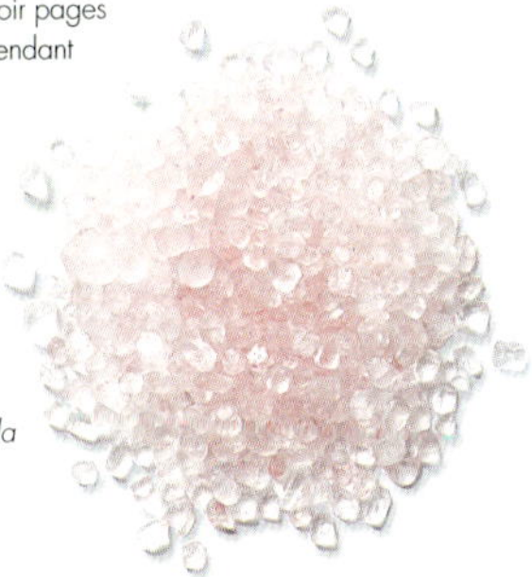

Température

Les bains colorés des couleurs de l'extrémité rouge du spectre augmenteront votre température s'il fait froid. Les bains colorés des couleurs de l'extrémité bleue du spectre la diminueront s'il fait chaud.

Extrémité chaude du spectre

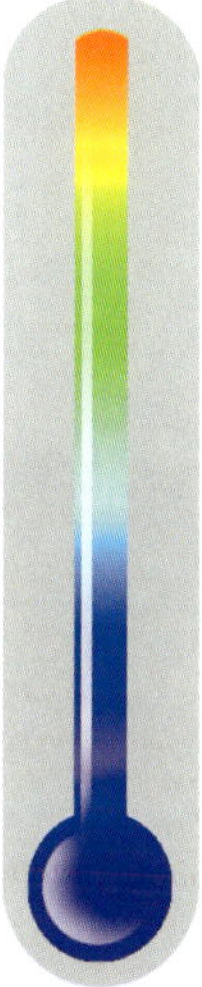

Extrémité froide du spectre

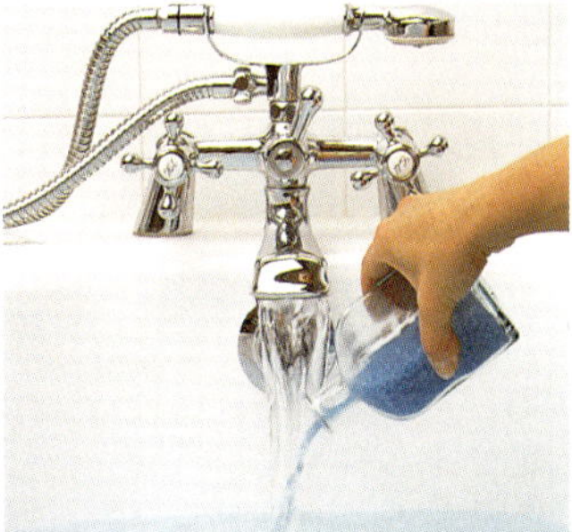

Bleu, indigo, et violet

Le bleu vous calmera après une journée chargée et vous apaisera. Un bain indigo vous permettra d'échapper au monde quotidien et de méditer sur des choses supérieures. Un bain violet vous inspirera de nouveaux summums d'idéalisme dans votre travail et votre vie. Il vaut mieux prendre un bain coloré en fin de journée, quand nous sommes plus enclins à nous détendre.

Différents types de bains colorés

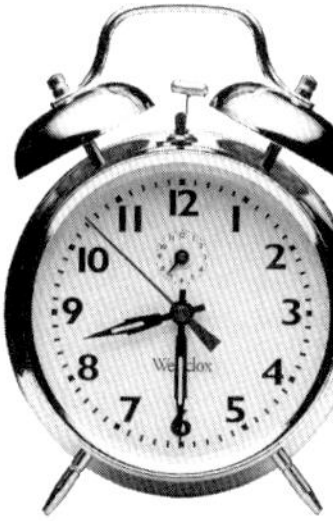

L'heure
Les différentes couleurs de bains conviennent à différentes heures du jour ou de la nuit.

Les bains de couleurs de l'extrémité chaude du spectre doivent être pris le matin car ils ont un effet stimulant qui vous revigorera pour la journée. Faites cependant attention au rouge, dont l'énergie est très forte. Un bain rouge ou orange est néanmoins efficace un matin d'hiver très froid puisqu'il facilitera la circulation et vous évitera les rhumes et les grippes.

Si vos pensées sont confuses ou si vous êtes incapable de prendre une décision, ajoutez un peu de sels de bain jaunes ou quelques gouttes d'huile de romarin, qui correspond à la fréquence de couleur du jaune, pour vous stimuler et éclaircir votre esprit. Le bain jaune n'est absolument pas conseillé avant d'aller vous coucher car il vous rend très éveillé. Un bain vert est particulièrement approprié en été, car il vous mettra en harmonie avec le vert de la nature. Il convient également l'après-midi, lorsque nous avons tendance à avoir un coup de fatigue après l'agitation du matin. Il vous rafraîchira et vous détendra.

Les bains du soir

Les bains de couleurs de l'extrémité froide du spectre doivent être pris le soir car ils ont un effet tranquillisant. Essayez d'ajouter des sels de bain bleus ou quelques gouttes d'huile essentielle de géranium à votre bain pour libérer le stress et les tensions de la journée. Quelques gouttes d'huile de patchouli vous aideront à réfléchir à vos problèmes et vous apporteront des solutions intuitives. L'huile de lavande convient si vous prenez le bain juste avant d'aller vous coucher. Elle détend, aux niveaux physique et émotionnel, et vous aidera donc à vous endormir. C'est également un antidépresseur.

Purification de l'aura

Il est parfois utile de prendre un bain pour purifier l'aura. Celle-ci recueille les énergies négatives de l'environnement et des autres personnes. Nous nous sommes déjà tous sentis épuisés après avoir été avec certaines personnes, et c'est particulièrement vrai pour les guérisseurs et les autres thérapeutes. Un bain turquoise est idéal car il renforce le système immunitaire ; les sels de bain blancs conviennent également. Même quelques sels de bain ordinaires peuvent être efficaces.

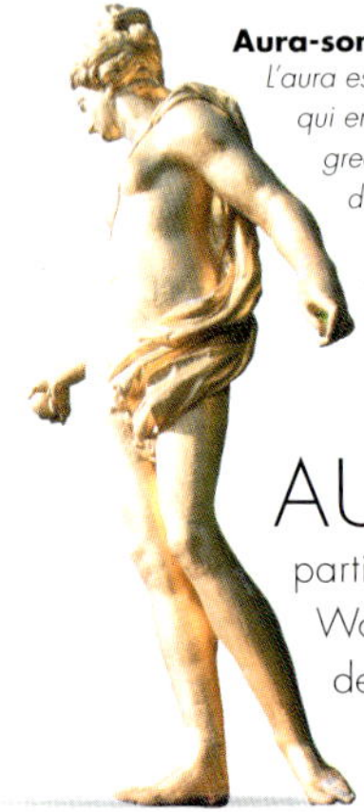

Aura-soma

L'aura est le champ électromagnétique qui entoure le corps. Soma vient du grec et signifie « corps ». Le trait d'union qui associe ces mots indique la relation entre les deux.

AURA-SOMA

Le nom donné à cette forme particulière de chromothérapie s'est révélé en 1984 à Vicky Wall, pharmacienne et podologue, alors qu'elle était en train de méditer. Depuis, l'aura-soma s'est étendue dans le monde entier. Des milliers de personnes la pratiquent et davantage achètent et utilisent ses produits.

Flacons Equilibrium

Comme les autres méthodes de chromothérapie, l'aura-soma est basée sur le principe d'équilibre et les différents flacons de liquides colorés sont en fait appelés « les flacons Equilibrium ». Il y a deux couches de liquides : La couche supérieure est un mélange d'huiles et d'essences alors que couche inférieure est une solution d'herbes. Lorsque vous secouez le flacon, les liquides se mélangent pour former une émulsion à appliquer en massage sur la peau. Les liquides sont alors absorbés dans le sang puis par les organes du corps, qui, comme nous l'avons vu, sont directement reliés aux chakras (voir pages 100 et 101).

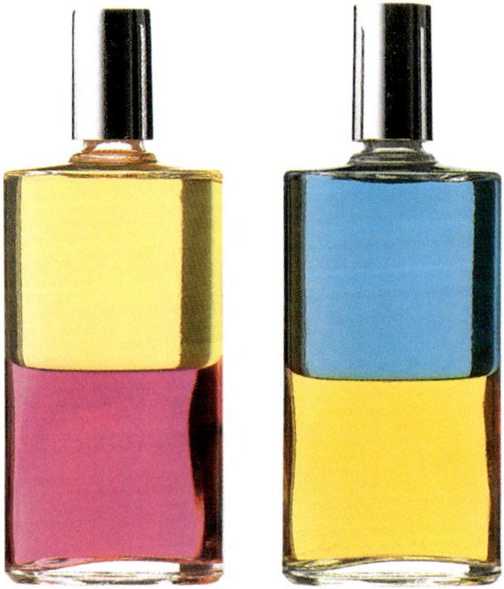

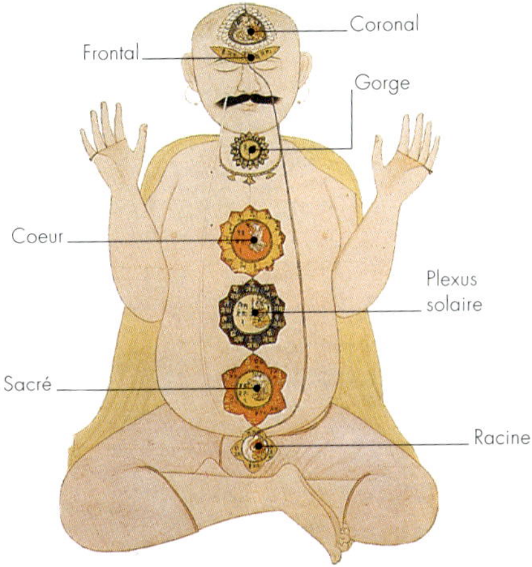

Les chakras

À chaque chakra correspond un flacon Equilibrium, dont les couleurs facilitent le flux d'énergie et l'équilibre de la partie du corps. Il existe beaucoup d'autres flacons et mélanges de couleurs pour traiter les maladies particulières ou améliorer certaines qualités. Vous trouverez ces flacons dans les boutiques New Age, ou vous pouvez directement les commander dans les points de vente aura-soma (voir page 219).

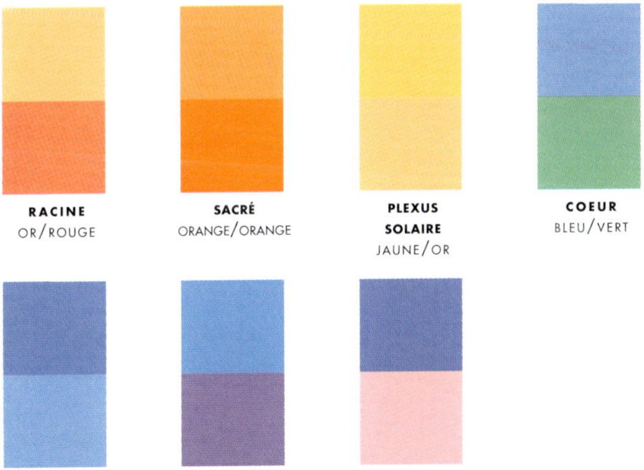

RACINE
OR/ROUGE

SACRÉ
ORANGE/ORANGE

PLEXUS SOLAIRE
JAUNE/OR

COEUR
BLEU/VERT

GORGE
BLEU/BLEU

FRONTAL
BLEU/VIOLET

CORONAL
BLEU/ROSE

Vicky Wall

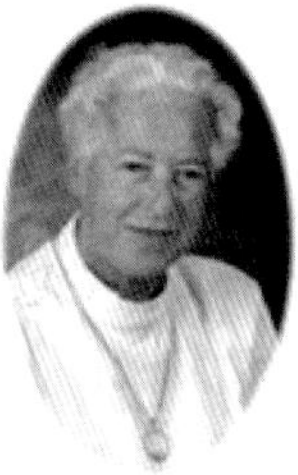

Vision
Les couleurs des flacons Equilibrium sont apparues un soir dans une vision de Vicky Wall.

Vicky Wall est le septième et dernier enfant d'une famille, ayant fait très tôt des expériences psychiques et mystiques. Dans son autobiographie, The Miracle of Colour Healing (Les miracles de la chromothérapie), elle raconte comment ses camarades de classe l'ont méprisée pour avoir remarqué les couleurs de leurs auras et comment elle a spontanément guéri la tante de l'un d'entre eux.

Vicky a beaucoup plus tard mis au point un mélange d'huiles et d'essences placé dans les beaux flacons colorés d'aura-soma. Elle a cependant attendu ce moment toute sa vie. Née dans une famille hassidique au début du XXe siècle, son père, un maître de la kabbale, ancienne tradition mystique juive, l'initia aux propriétés médicinales des plantes.

Vers cinquante ans, Vicky fit un infarctus et une hémorragie quelques années plus tard, qui la rendit aveugle. Cependant, fidèle à son personnage elle considéra l'affûtage de tous ses sens, et surtout sa vue d'or, ou de sa capacité à voir les auras, comme compensation.

« Divise les eaux »

Vicky avait préparé des crèmes et des lotions toute sa vie, mais une nuit, alors qu'elle méditait, elle entendit « divise les eaux » Elle resta confuse, mais la nuit suivante elle entendit la même phrase. La troisième nuit, elle se leva, et sans trop savoir ce qu'elle faisait ni comment elle le fit, elle créa ce que nous connaissons aujourd'hui sous le nom de flacons Equilibrium. Ceux-ci consistaient en deux couches de liquides, l'une par dessus l'autre, la couleur du dessus généralement différente de celle du dessous. Les eaux avaient en effet été divisées.

Vicky fut inspirée pour créer de nombreuses variations de ses « bijoux colorés » comme elle les appelait, et il existe aujourd'hui une centaine d'huiles Equilibrium. Elle a également développé d'autres variétés d'essences et d'huiles qu'elle a appelées pomanders et quintessences. Ceux-ci diffèrent des huiles Equilibrium car ils émettent des vapeurs parfumées, bien que la couleur soit également le principal moyen de thérapie.

Les flacons Equilibrium

Chaque flacon Equilibrium a un nom, comme « Paix », « Nouveau départ pour l'amour » etc., qui détermine sa qualité particulière. Les différents mélanges de couleurs travaillent à plusieurs niveaux : physique, mental, émotionnel et spirituel. Leurs effets sont subtils et nous aident à nous retrouver.

LECTURE DES COULEURS AURA-SOMA

Les flacons Equilibrium travaillent sur plusieurs niveaux : physique, émotionnel, mental et spirituel. La lecture des couleurs aura-soma consiste premièrement à choisir quatre flacons parmi toute une variété. Vous choisissez ceux qui vous attirent, laissant votre intuition vous guider.

Le choix des flacons

Le premier flacon représente votre but dans cette incarnation alors que le deuxième montre les difficultés à surmonter afin de l'atteindre. Le troisième flacon représente le présent et la façon dont vous le gérez, et le quatrième révèle ce que l'avenir vous réserve. Ensemble, ils sont ce que Vicky Wall a appelé « le miroir de l'âme ».

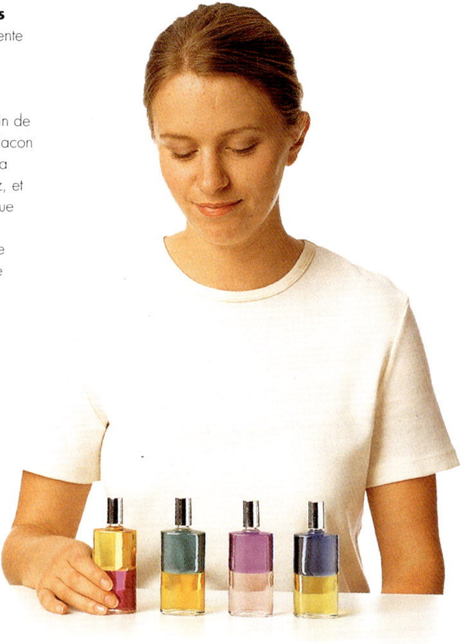

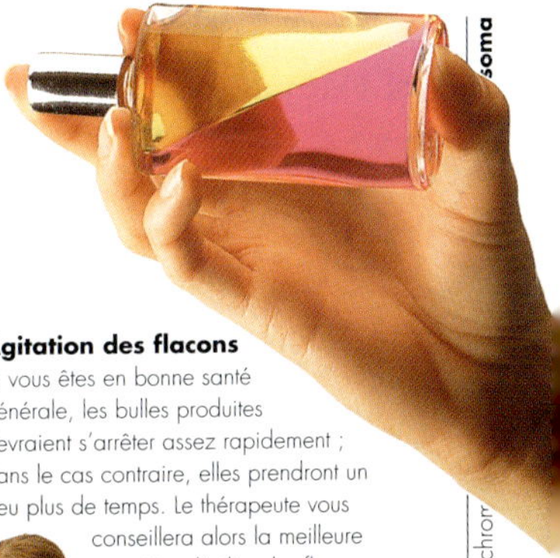

Discussion sur votre choix

Vous discuterez ensuite des flacons choisis avec le thérapeute qui vous aidera à associer les couleurs choisies à votre bien-être physique et mental, à votre état émotionnel et à l'évolution de votre esprit. À ce stade, il vous demandera d'agiter vigoureusement les flacons pour que les deux couches de liquides se mélangent. En faisant cela, vous mettez également votre propre énergie dans le contenu, augmentant ainsi leur potentiel thérapeutique.

Agitation des flacons

Si vous êtes en bonne santé générale, les bulles produites devraient s'arrêter assez rapidement ; dans le cas contraire, elles prendront un peu plus de temps. Le thérapeute vous conseillera alors la meilleure manière d'utiliser les flacons. Les méthodes recommandées incluront probablement le massage de la peau avec le mélange secoué, pour absorber l'énergie des couleurs. Vous pouvez également placer simplement les flacons à des endroits stratégiques chez vous ou au travail, pour profiter de leurs qualités thérapeutiques en les regardant ou en les ayant à côté de vous.

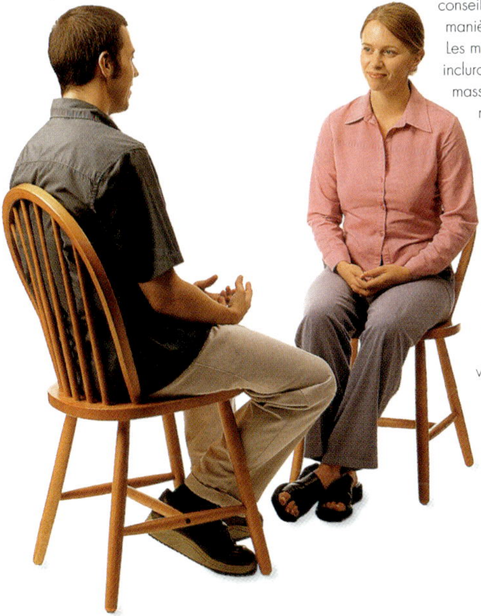

Cristaux, gemmes et pierres

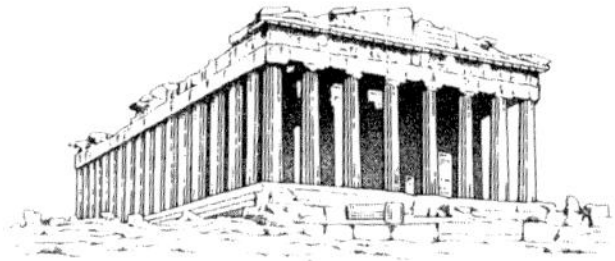

Temples anciens
Dans les temps anciens, les cristaux étaient fabriqués dans les fondations mêmes des temples et autres constructions.

Les cristaux, les gemmes et les pierres sont créés à partir des minéraux qui constituent la croûte terrestre et une partie de leur charme est leur intemporalité. Ils n'ont jamais, à travers l'histoire, cessé de fasciner les hommes. Ils sont estimés pour le statut qu'ils transmettent, la chance qu'ils sont censés apporter, et surtout, leurs propriétés thérapeutiques. Les temples anciens étaient construits avec eux, les pharaons étaient enterrés avec eux et aucune occasion d'état moderne ne serait achevée sans eux. Les cristaux, les gemmes et les pierres font partie des mythes et des légendes, et certains sont aujourd'hui légendaires comme le célèbre diamant Koh-i-noor, de 108,8 carats et qui signifie littéralement « montagne de lumière ». L'histoire du Koh-i- noor est longue et sanglante. Elle remonte au XIVe siècle, mais depuis l'annexion du Pendjab en 1849, il fait partie des bijoux de la couronne britannique.

Les cristaux

Les cristaux sont constitués de millions d'atomes et la densité de ces atomes est responsable de leurs formes à multiples faces. Lorsque de la chaleur ou de la pression est appliquée sur un cristal de quartz, la structure atomique est perturbée, produisant un courant d'électricité qui oscille d'une extrémité à l'autre. Ce procédé est connu sous le nom de piézoélectricité. Il s"applique de nos jours à la radio, à la télévision, aux communications satellites ainsi qu'aux technologies qui nécessitent un haut degré de précision. Lorsque l'application externe de la pression s'arrête, les atomes se réarrangent pour que le cristal soit à nouveau équilibré. Les cristaux sont donc à la fois des émetteurs et des récepteurs d'énergie, et on pense qu'ils peuvent absorber et réagir à nos pensées et émotions. Ils semblent avoir une capacité à rétablir l'équilibre d'une partie du corps humain souffrante ou en désaccord. Les cristaux et les gemmes sont depuis longtemps utilisés en Inde dans ce but, où, placés dans une poudre et mélangés à de l'eau ou simplement plongés dans un liquide et placés au soleil, ils sont toujours prescrits par les médecins ayurvédiques.

Diamant Koh-i-nord

Le diamant Koh-i-noor se trouve au Royaume-Uni et appartient à couronne de la Reine Mère Elizabeth. La couronne a été créée lorsqu'elle est devenue Reine Consort en 1937. À l'origine, le diamant a été présenté à le Reine Victoria en 1849 et porté comme une broche ou un petit cercle. À sa mort, il fit partie des bijoux de la couronne.

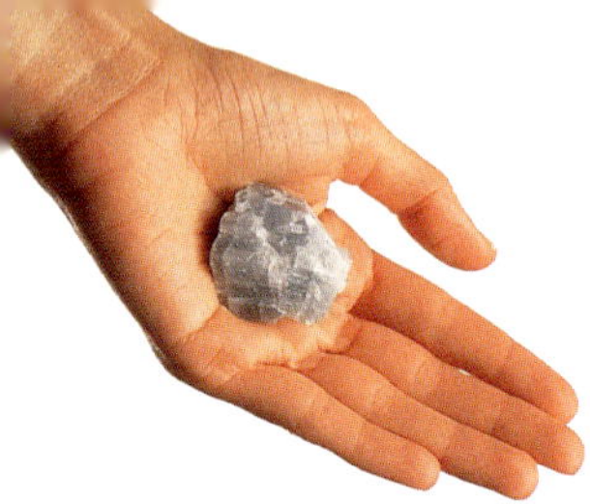

Le bon cristal
Toucher les cristaux vous aidera à choisir celui qui vous correspondra.

LE CHOIX DU CRISTAL

Lorsque vous choisissez votre cristal, vous devez suivre votre intuition et ne pas vous laisser influencer par d'autres personnes qui pensent qu'un tel cristal est fait pour vous. Il vous paraîtra inhabituel au premier abord d'entrer dans une boutique de cristaux ou de vous avancer vers un marchand de cristaux lors d'une foire par exemple, mais si vous vous concentrez sur votre but, vous trouverez le cristal qui vous « parlera ». Il vous choisira parmi la foule et sera le cristal fait pour vous.

Tenez votre cristal

Tenez le cristal que vous avez choisi dans la paume de la main droite (gauche si vous êtes gaucher) et observez ce que vous ressentez. Ressentez-vous du froid ou de la chaleur ? Vous fait-il frissonner ? Vous ne ressentirez peut-être rien sur le plan physique mais saurez que ce cristal est fait pour vous. Beaucoup de personnes auront probablement touché ce cristal avant vous, donc une fois chez vous, il est conseillé de le nettoyer des énergies négatives qu'il a éventuellement absorbées. Prenez par exemple un petit bol, de préférence en verre ou en céramique, plutôt qu'en matière synthétique comme le plastique. Versez de l'eau minérale ou filtrée dans le bol puis ajoutez du sel. Déposez ensuite le cristal dans le bol et laissez-le autant de temps que vous le jugez nécessaire.

Si le cristal est pour votre usage personnel, ne laissez personne d'autre le toucher. Placez-le au soleil sur le bord de la fenêtre ou au sommet d'une bibliothèque. Les cristaux, en tant que créatures de la terre, comme les humains, ont besoin de soleil et d'air, même s'il faut parfois les laisser enveloppés dans un morceau de soie de couleur foncée ou dans un autre tissu naturel pour les protéger des influences négatives. À mesure que vous découvrirez votre cristal, vous saurez ce qu'il aime !

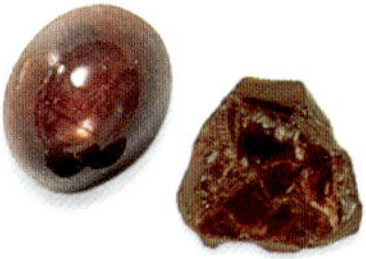

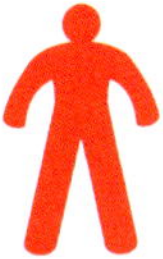

Rubis et grenat

Les Égyptiens se massaient avec des rubis et des grenats pour stimuler les cellules du corps. Ils croyaient également que ces deux pierres portaient chance.

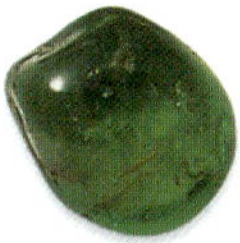

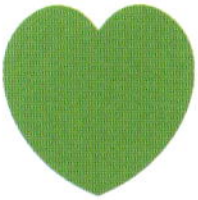

Péridot

Dans les civilisations anciennes, cette pierre brillante servait à purifier le corps et l'esprit. Elle facilite la digestion et est excellente pour le foie.

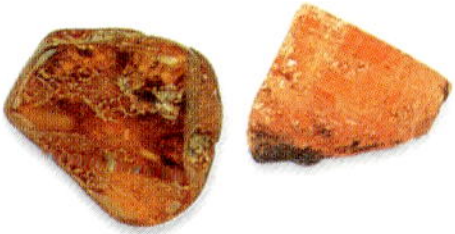

Ambre et topaze

Ces deux pierres, avec leur teinte chaude et dorée, vous aideront à supprimer vos difficultés de communication si vous les placez sur le nombril et le plexus solaire

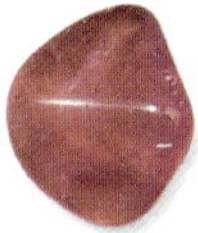

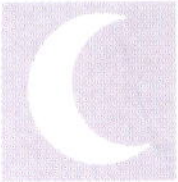

Améthyste

Si vous êtes une personne émotive, l'améthyste vous aidera à garder le contrôle. Placée entre les sourcils, elle active également la vision intérieure.

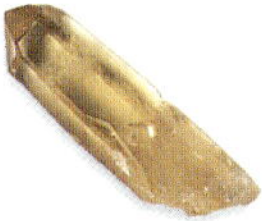

Quartz

Les différents types de quartz brisent les comportements négatifs, purifient l'esprit et génèrent une énergie positive.

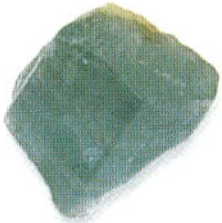

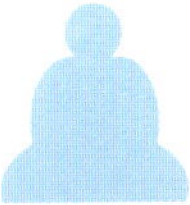

Aigue-marine

Associée à la mer, cette pierre permet d'éliminer le fluide du corps. Elle permet également de traiter les émotions négatives, comme l'anxiété et le doute.

Thérapie par les cristaux

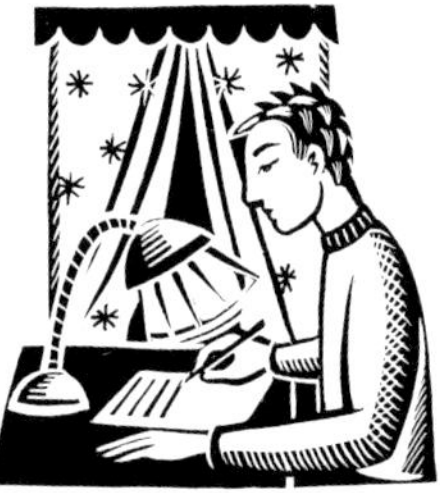

Détente ou travail
Vous pouvez placer les cristaux chez vous ou au travail, pour vous aider à vous détendre ou à travailler.

Une partie du pouvoir thérapeutique des cristaux provient de leur couleur, qu'il est important de garder à l'esprit lorsque vous vous sentez attiré par une pierre particulière car c'est peut-être la couleur qui vous attire.

Si vous êtes attiré par une pierre rouge (le grenat, la cornaline ou l'agate), cela signifie que vous avez besoin de rouge car vous êtes éventuellement anémique, vous manquez d'enthousiasme ou votre chakra racine ne fonctionne pas correctement. Les pierres rouges motivent et revigorent. Elles sont bonnes pour la circulation et le désir sexuel. La pierre rouge par excellence est à l'évidence le rubis, qui a le pouvoir de guérir l'esprit et le corps.

La plus connue des pierres orange est probablement l'ambre, la résine fossile translucide qui contient parfois des insectes pris au piège. Comme sa couleur chaude et éclatante, il encourage le bien-être et vous protège de la négativité qui se trouve en vous et de celle des influences extérieures. Le topaze possède les mêmes qualités que l'ambre. Il est bon pour les chocs et les traumas émotionnels.

Le quartz jaune, la citrine, stimule l'esprit et facilite la communication. C'est une pierre à avoir pendant les études, si vous faites un rapport ou un article qui appelle à la clarté d'esprit. Au bureau, elle vous aidera à prendre les décisions.

Vert, bleu, indigo et violet

Le vert est la couleur du chakra du coeur ; les pierres vertes peuvent régler certains problèmes du coeur, physiques ou

émotionnels. Le port d'une émeraude ou d'un jade sur votre coeur vous aidera à vous ouvrir aux autres, sans crainte ni inhibition.
Le saphir existe en diverses couleurs, mais le bleu a la valeur la plus élevée. Il est associé aux attributs « bleus » : la vérité, l'intégrité et la sagesse. L'aigue-marine favorise la tranquillité et la paix, et calme la fièvre, les piqûres et les brûlures. Son nom vient du latin aqua marina, signifiant eau de mer. On la connaît donc également pour porter chance aux marins et aux pêcheurs, ainsi qu'à tous ceux qui prennent la mer.

La pierre couramment associée au violet est l'améthyste. Elle a des propriétés revigorantes et transformantes. Placez-la sous votre oreiller, elle vous aidera à dormir.

Bouclier bioélectrique

Le bouclier bioélectrique est un pendentif à l'intérieur duquel sont placés des cristaux de quartz. On dit qu'il empêche l'énergie électromagnétique néfaste. Hillary Clinton, Cherie Blair et les acteurs Bill Cosby et Steven Seagal en sont des adeptes.

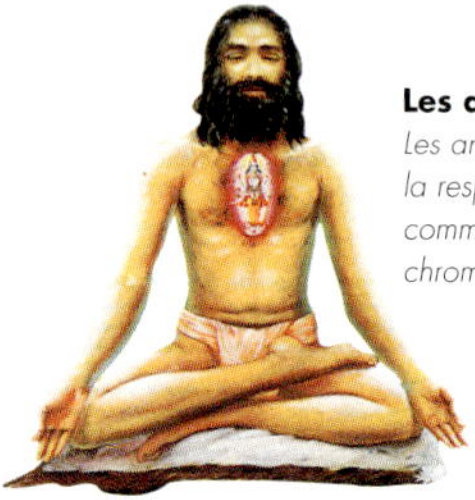

Les anciens

Les anciens pratiquaient la respiration des couleurs comme une forme de chromothérapie.

RESPIRATION DES COULEURS

Il s'agit de l'une des plus anciennes méthodes de chromothérapie, remontant aux temps des Atlantes. C'est également l'une des plus simples et des plus économiques car elle n'implique aucune dépense. La clé est la respiration. C'est ce que les hindous appelle prana, un mot sanskrit signifiant « souffle vital ».

Inspiration de l'énergie

La respiration des couleurs, c'est littéralement : respirer la couleur puis en imprégner le corps dans son intégralité, ou en la dirigeant sur une zone particulière. Le début de la journée est le meilleur moment pour pratiquer cette respiration, à l'extérieur si le temps le permet et si vous avez une cour ou un jardin, sinon à l'intérieur, de préférence face à une fenêtre. Vous aurez peut-être envie de faire quelques étirements auparavant pour détendre votre corps.

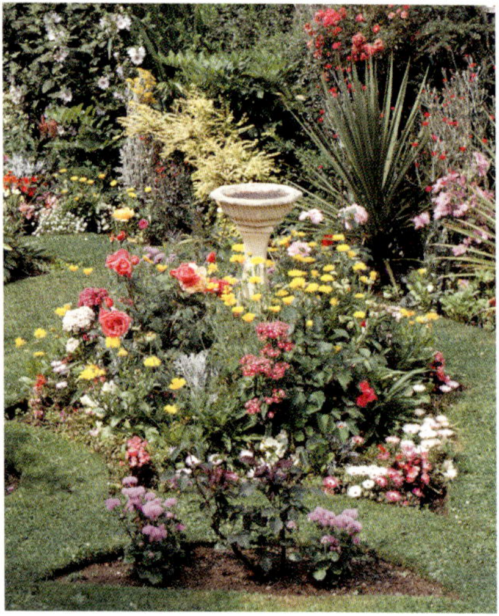

L'air libre

Si possible, pratiquez la respiration des couleurs à l'air libre.

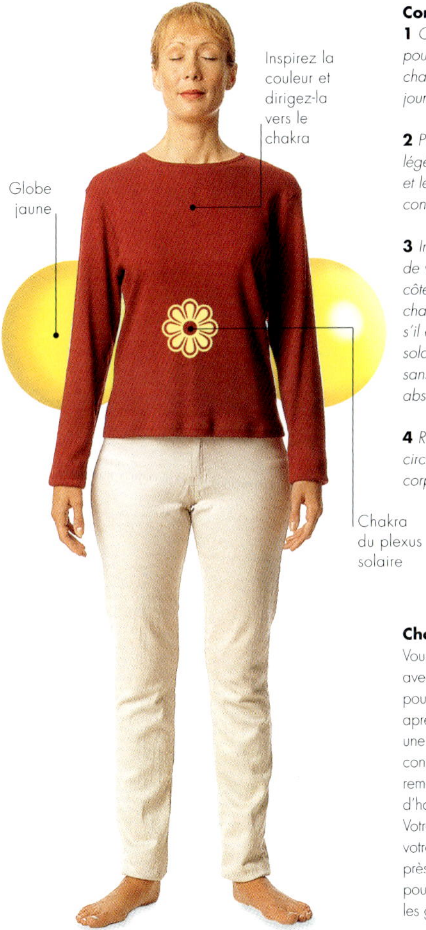
Inspirez la couleur et dirigez-la vers le chakra
Globe jaune
Chakra du plexus solaire

Comment inspirer une couleur

1 *Choisissez la couleur à utiliser, pourquoi pas une des couleurs chaudes pour vous énergiser pour la journée.*

2 *Placez-vous debout, les jambes légèrement écartées, les bras détendus et les yeux fermés pour faciliter la concentration.*

3 *Imaginez un globe coloré en face de vous, derrière vous et de chaque côté. Maintenant inspirez-le vers le chakra correspondant. Par exemple, s'il est jaune, dirigez-le vers le plexus solaire, retenez puis expirez, cette fois sans la couleur car vous l'avez absorbée.*

4 *Répétez le processus, en faisant circuler la couleur dans tout le reste du corps.*

Choix de la couleur

Vous pouvez utiliser cette méthode avec n'importe quelle couleur ou pour chacun des chakras, les uns après les autres. Si vous optez pour une couleur particulière, vous constaterez que vous aurez remarqué cette couleur plus que d'habitude durant toute la journée. Votre environnement, que ce soit votre maison, le bureau, ou un parc près de chez vous la renforceront pour vous, dans les habits portés par les gens, les couleurs des fleurs, etc.

La respiration en quatre temps

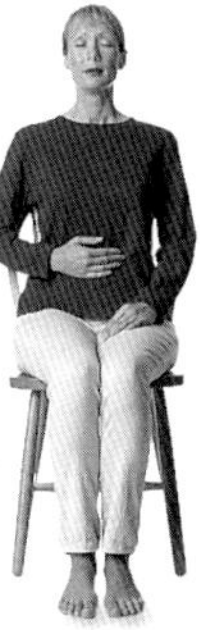

Pratique

Avant de commencer à pratiquer la respiration, veillez avant tout à ne pas être dérangé.

La respiration des couleurs est un mélange de respiration et de concentration sur une couleur. L'énergie de la couleur que vous inhalez peut être dirigée pour traiter un chakra qui aurait absorbé de la négativité, par vos pensées ou actions, et sur toute partie du corps.

Si vous n'êtes pas habitué à respirer comme nous l'avons décrit pages 134 et 135, entraînez-vous au préalable sans la couleur, jusqu'à ce que vous la maîtrisiez.

Enchaînement de respirations

1 Choisissez un moment calme et allongez-vous ou asseyez-vous seul dans une pièce, en veillant à être installé confortablement.

2 Inspirez doucement et profondément en comptant jusqu'à quatre, tenez en comptant jusqu'à deux puis expirez en comptant à nouveau jusqu'à quatre.

3 Lorsque vous inspirez, commencez au niveau du ventre, puis laissez votre diaphragme s'ouvrir puis remplissez vos poumons d'air.

4 À l'expiration, faites l'inverse. Contractez d'abord la poitrine, puis le diaphragme et enfin le ventre.

5 Pour prendre le coup, posez votre main sur le ventre pour mieux sentir les mouvements.

Entraînez-vous jusqu'à ce que tout ait l'air naturel, mais veillez à ne pas être hyperventilé. Nous avons souvent tendance à respirer superficiellement et non profondément. Si vous vous sentez légèrement étourdi, arrêtez et respirez normalement jusqu'à vous sentir mieux.

L'environnement

Le charme de la respiration des couleurs réside dans le fait que vous pouvez la pratiquer n'importe où, en associant la couleur que vous inspirez à celle de l'environnement. Marchez le long d'une rivière ou sur une plage, en respirant le bleu ; non seulement l'eau vous énergisera, mais associée au bleu, elle libérera les inquiétudes quotidiennes et vous inspirera des pensées plus spirituelles.

Si vous marchez dans les champs ou dans les bois, inspirez le vert, couleur de l'herbe sous vos pieds et des feuilles au dessus de votre tête. Un profond sentiment d'harmonie avec votre environnement apparaîtra.

Affirmations

Vous pouvez également pratiquer vos affirmations (voir Couleurs du Spectre, pages 22 à 93) tout en marchant ; en inspirant, dites à haute voix (ou dans votre tete si vous préférez) la phrase que vous avez écrite. Cela renforcera les attributs positifs de la couleur.

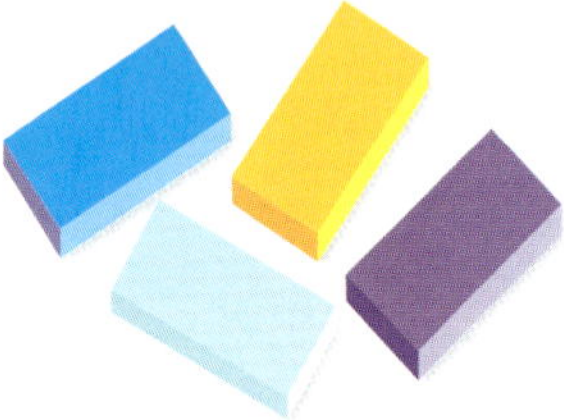

Couleurs

L'inspiration de certaines couleurs vous aidera à débarrasser votre aura de toutes les choses négatives. L'or, le bleu, le turquoise et le violet sont les meilleures couleurs à utiliser.

LA RESPIRATION PURIFIANTE

Tout comme vous pouvez prendre un bain pour nettoyer votre aura (voir pages 120 et 121), vous pouvez aussi inspirer pour la purifier. Comme toute autre chose, l'aura peut être polluée par certaines habitudes telles que l'alcool, la cigarette, le stress, les environnements et les personnes négatifs. Les couleurs les plus efficaces sont l'or, le bleu, le turquoise, le violet, ou si vous préférez, la lumière blanche.

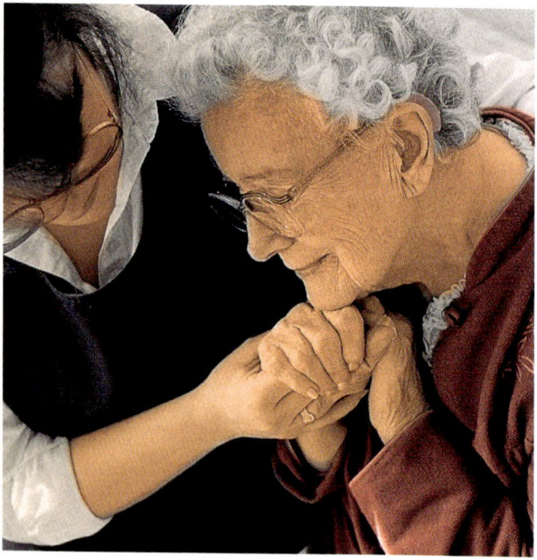

Aider les autres

Si vous aidez les autres, alors la purification de votre aura sera pour vous facile.

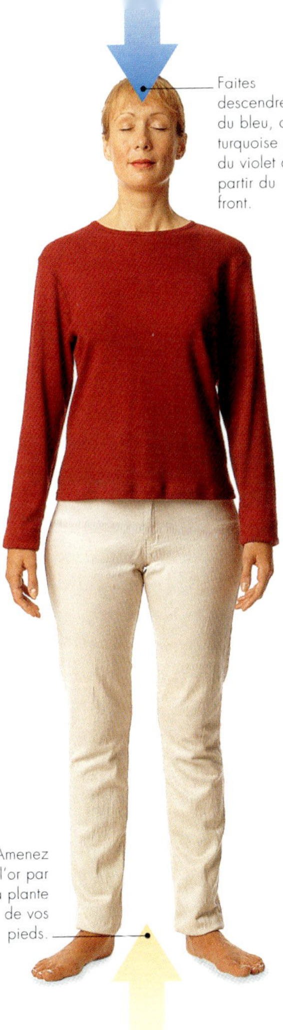
Faites descendre du bleu, du turquoise et du violet à partir du front.
Amenez l'or par la plante de vos pieds.

Purification de l'aura

1 *Placez-vous debout, les jambes légèrement écartées, les bras détendus le long du corps.*

2 *En inspirant, imaginez que vous tirez la couleur choisie en vous. S'il s'agit de l'or, faites-la monter par la plante des pieds en passant par tous les chakras ; si c'est l'une des autres couleurs, faites-la descendre à partir du haut du front, en traversant à nouveau tous les chakras.*

3 *En expirant, sans la couleur, imaginez que vous chassez les tensions de la journée, toutes les émotions négatives et tout ce que votre aura a pu recueillir et dont vous voulez vous débarrassez. Si vous avez choisi la première méthode, imaginez que les impuretés disparaissent dans l'éther ; si vous avez choisi la seconde, qu'elles sont enterrées.*

4 *Répétez le processus jusqu'à ce que votre aura soit purifiée.*

Traitement régulier

Il peut être bénéfique de purifier régulièrement votre aura, surtout si vous travaillez dans le corps médical, car vous aidez les personnes malades ou perturbées. Les personnes que nous rencontrons tous les jours épuisent également notre énergie, nous laissant un sentiment de fatigue. Si tel est votre cas, purifiez votre aura de la manière décrite ici puis rechargez la avec l'une des couleurs chaudes et énergétiques.

Méditation

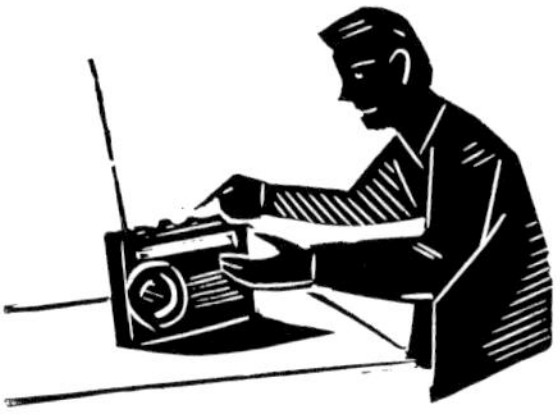

Paix et calme
Il est important d'être en paix et au calme pour méditer.

La méditation implique d'aller à l'intérieur, de vous éloigner des distractions du monde extérieur et d'être uniquement avec vous-même, ou votre vous, cette partie intérieure vitale si facile à perdre dans une vie partagée entre la maison, le travail, la famille et les amis.

Pour méditer, il vous faut du silence, ce à quoi nous ne sommes pour la plupart pas habitués dans ce monde bruyant et moderne, et qui peut nous énerver. Nous sommes constamment bombardés de divers bruits de fonds tels que la radio, la télévision, la chaîne hi-fi, les téléphones, le trafic, etc. C'est uniquement lorsque la cacophonie du monde extérieur se tait que nous pouvons tourner notre attention vers l'intérieur pour réfléchir, rêver et méditer.

Si vous n'avez jamais médité, ne vous inquiétez pas, vous prendrez vite l'habitude. Comme la plupart des choses de la vie, il suffit d'un peu de pratique.

Les bases de la méditation

Tout d'abord, il est important de choisir un moment où vous êtes sûr de ne pas être dérangé par exemple par le téléphone, la sonnette, les enfants, ou quelqu'un d'autre qui entrerait dans la pièce.

Au début, vous penserez à toutes sortes de choses qui n'ont aucun rapport, comme ce que vous mangerez au dîner, ou ce qu'un tel vous a dit l'autre jour. Laissez simplement ces choses traverser votre esprit sans vous y attarder. Après quelque temps votre concentration interne s'améliorera et ces choses s'effaceront.

Méditer sur la couleur

La méditation sur une couleur est une autre de thérapie ancienne. Elle permet de se concentrer sur le dysfonctionnement d'un chakra particulier.

En méditant sur la couleur associée à un chakra, vous pourrez rétablir l'équilibre et l'harmonie. Disons par exemple que vous en ayez assez de la routine ; tout va bien dans votre vie mais vous vous ennuyez et ne vous amusez pas vraiment. En méditant sur la couleur orange, vous pourrez retrouver l'appétit de la vie, vous aidant à effectuer les changements qui vous feront vous engager à nouveau. Pour savoir sur quelle couleur méditer, reportez-vous aux Couleurs du spectre (pages 22 à 93).

Les bienfaits de la méditation

Une méditation régulière peut améliorer toutes sortes d'états : maux de têtes, migraines, anxiété, dépression, asthme et difficultés respiratoires, insomnie, douleurs chroniques, problèmes de tension, problèmes circulatoires, maladies dues au stress et douleurs musculaires. Elle améliore la conscience, la concentration et le bien-être émotionnel.

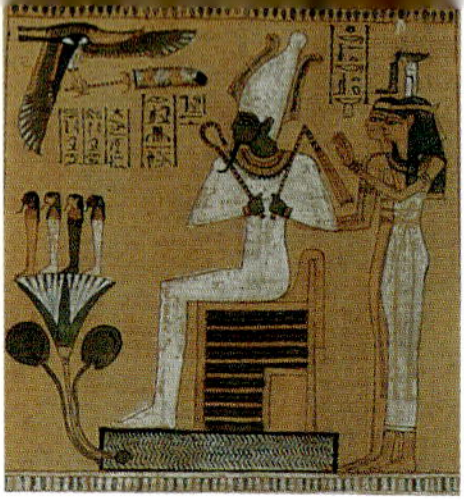

Flux d'énergie
S'asseoir le dos bien droit et les pieds au sol aide l'énergie à traverser les chakras. Cette position est connue comme la position égyptienne.

MÉDITER SUR LES CHAKRAS

Asseyez-vous sur une chaise, les pieds au sol, le dos bien droit et les mains sur les cuisses. Il s'agit de la position égyptienne, d'après la position des pharaons égyptiens. Prenez un moment pour vous détendre, en veillant à être installé confortablement, avant de commencer à méditer.

Fermer les chakras
Il est très important de penser à fermer les chakras à la fin de la méditation. Sinon, vous serez vulnérables aux influences extérieures. Comparez vos chakras à des fleurs, avec des pétales qui se referment pour protéger le coeur. Puis reprenez lentement conscience, et lorsque vous êtes prêt, ouvrez les yeux.

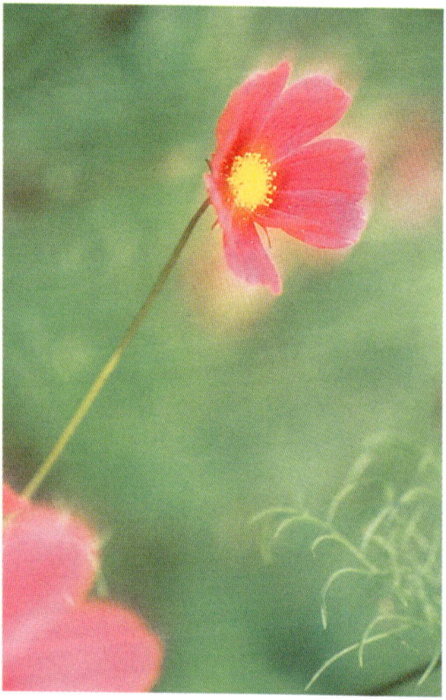

Méditation sur les chakras

1 *Fermez les yeux. Cela vous permettra de ne plus penser au monde extérieur et de mieux vous concentrer.*

2 *Commencez à inspirez comme nous l'avons décrit pages 136 et 137, puis, après deux ou trois respirations à quatre temps, respirez à nouveau normalement. En respirant, ouvrez vos chakras les uns après les autres ; si vous n'avez fait cela, imaginez que ce sont des fleurs qui s'ouvrent à la lumière.*

3 *Concentrez-vous désormais sur le centre de la poitrine, où se situe le chakra. Imaginez qu'un rayon de lumière verte pénètre à l'intérieur et le remplit d'amour (pour vous, des êtres chers, vos voisins, collègues, et même des personnes avec qui vous ne vous entendez pas particulièrement bien).*

4 *Laissez la lumière sortir en traversant le haut de votre poitrine, vos bras, et vos mains. Laissez-vous aller dans la paix et l'harmonie qu'elle apporte, alors que vous ouvrez votre coeur aux autres, avec qui vous ne faites plus qu'un. C'est une méditation particulièrement efficace si vous vous sentez seul ou venez de rompre.*

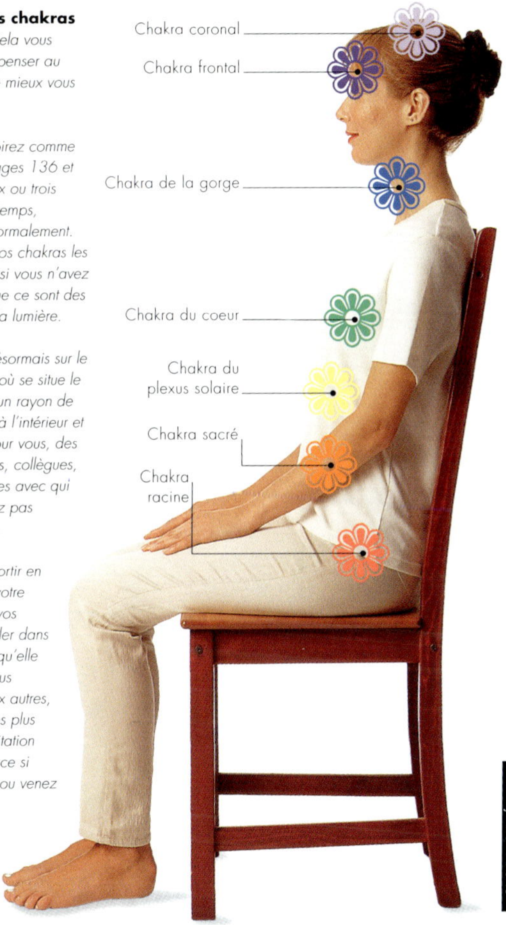

La méditation arc-en-ciel

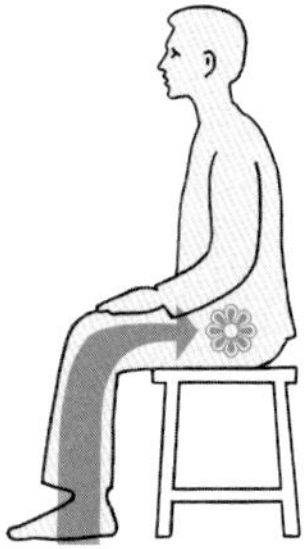

Rouge, orange et jaune
Faites entrer les rayons rouges, orange et jaunes par la plante des pieds.

La méditation arc-en-ciel est un moyen extraordinaire de commencer la journée si vous l'associez à la respiration des couleurs. Installez-vous et détendez-vous comme nous l'avons vu précédemment. Respirez profondément et ouvrez vos chakras (voir pages 136–137 et 142–143). Maintenant imaginez que le rayon rouge pénètre par la plante des pieds et monte jusqu'au chakra racine, laissant son énergie et sa chaleur envahir votre corps. (Si vous souffrez de problèmes cardiaques, ou si vous sentez que le rouge est une couleur trop forte pour vous, vous pouvez utiliser le rayon rose à la place).

Faites ensuite monter le rayon orange jusqu'au chakra sacré et laissez ce sentiment de joie et de vitalité imprégner votre corps.

Une nouvelle journée commence et vous attendez de voir ce qu'elle vous réserve. Concentrez-vous maintenant sur le rayon jaune, laissez-le montez jusqu'au plexus solaire puis s'étendre dans tout votre corps. Sentez votre esprit se stimuler et s'ouvrir à la possibilité de nouvelles idées.

Traverser l'arc-en-ciel

C'est maintenant au tour du rayon vert ; imaginez-le entrer dans le chakra du coeur horizontalement, et vous apporter ce sentiment de paix et d'amitié pour autrui. En faisant circuler la couleur dans tout votre corps, laissez-la rééquilibrer les parties perturbées.

Les rayons bleus, indigo et violets doivent être amenés juste au dessus du front. Le bleu se dirigera alors vers le chakra de la gorge, pour faciliter l'aisance en communication et également la sagesse de dire ce que les autres ont besoin d'entendre. En inspirant, imaginez que le calme du bleu restera en vous toute la journée qui s'annonce.

Imaginez maintenant que le rayon indigo anime votre chakra frontal, vous amenant l'intuition nécessaire pour réussir votre journée.

Enfin, diffusez le rayon violet dans votre chakra coronal et sentez son idéalisme envahir votre conscience, vous donnant envie d'agir au mieux.

N'oubliez pas de refermer vos chakras lorsque vous avez terminé (voir page 142) ; vous pouvez également vous imaginer enveloppé de lumière blanche qui vous protège des énergies négatives toute la journée.

Méditation régulière

Si vous pratiquez régulièrement ce genre de méditation, une certaine couleur viendra peut-être à vous lors de la prépation. Utilisez-la car vous en aurez besoin pour la journée à venir.

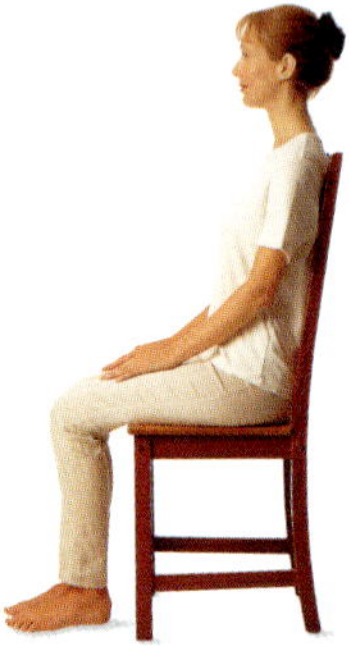

Techniques
La visualisation fait appel à la même relaxation et aux mêmes techniques de respiration que la méditation

VISUALISATION DE LA COULEUR

Vous pourrez éventuellement essayer la visualisation. Commencez par vous installer, vous détendre, et respirez comme pour la respiration de couleur et la méditation. Ouvrez ensuite vos chakras puis reprenez une respiration normale. Imaginez maintenant que vous marchez dans un de vos endroits préférés à la campagne et laissez vos soucis quotidiens derrière vous. Votre coeur se sent déjà plus léger et vous gambadez.

La visualisation

1 *Empruntez un chemin loin de la route, qui mène vers une prairie verdoyante et vous apporte un sentiment de paix. Les coquelicots dispersés dans les herbes hautes vous font vous évader. Avec l'énergie renouvelée, continuez votre chemin.*

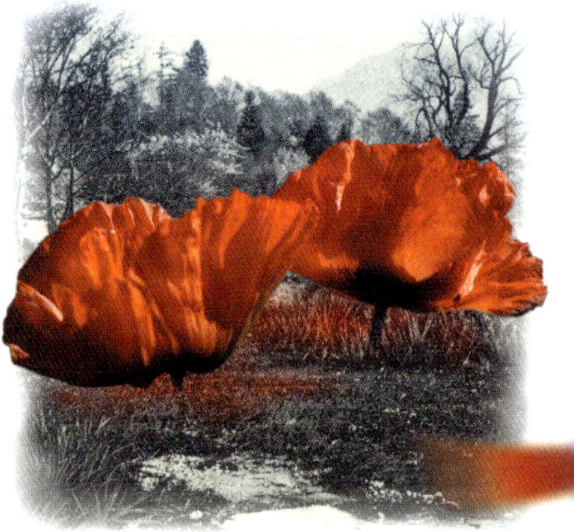

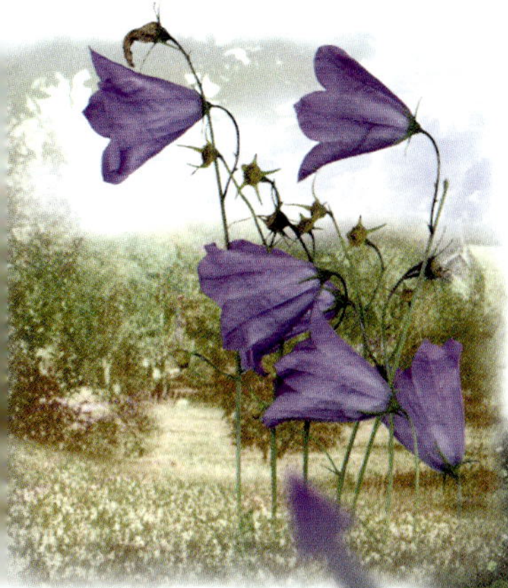

5 *Vous faites demi-tour jusqu'à l'endroit qui rejoint la route et commencez à refermer vos chakras. Revenez à la réalité à votre rythme puis ouvrez les yeux. Cette visualisation peut être pratiquée à tout moment, comme au bureau.*

4 *Un tas de campanules prend forme dans votre tête. Rêvassez. Dans cet état de relaxation, la réponse à un problème peut vous apparaître.*

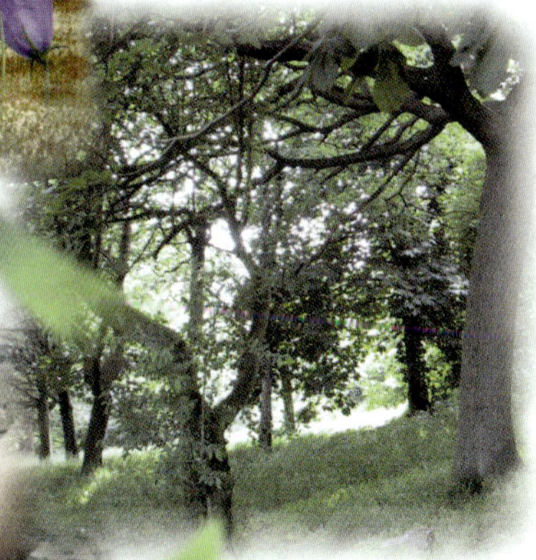

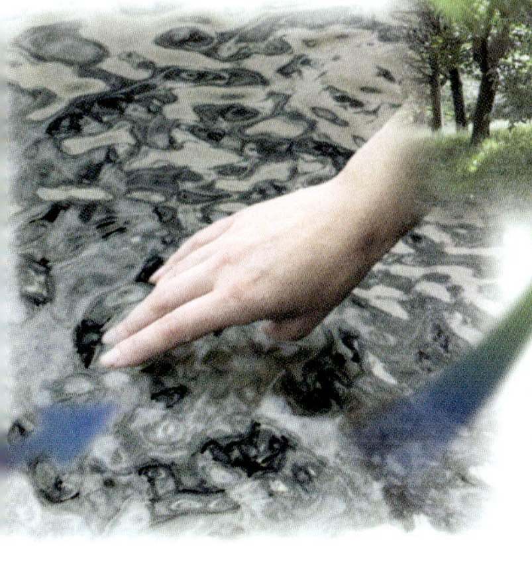

3 *Vous percevez un peu plus loin un bosquet ombragé. Vous vous allongez sous un arbre, sur le sol tacheté de la lumière du soleil chaude et dorée.*

2 *Vous atteignez un ruisseau gargouillant. Fixez l'eau claire ; cela rafraîchit vos idées. Plongez une main dans l'eau ; le froid vous rafraîchit.*

Visualisation

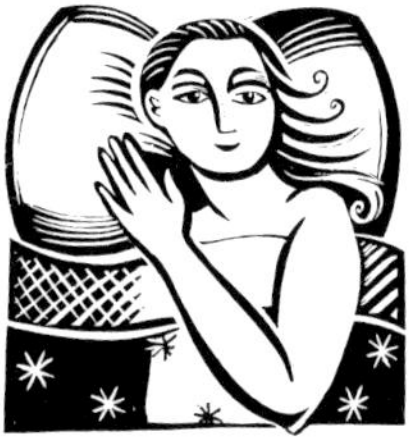

Au lit

Avant d'aller vous coucher, entraînez votre esprit à visualiser les événements et les rencontres de la journée.

La visualisation ressemble à la méditation, à part qu'elle implique la vue ou la création d'images avec l'oeil intérieur. C'est pourquoi on l'appelle parfois visualisation créative. Certains trouvent ce processus plus facile que d'autres. Demandez leur ce qu'ils ont déjeuné et il leur apparaît immédiatement l'image d'un bol de soupe et d'un sandwich, ou quoi que ce soit. Vous sentez peut-être plus les choses, ou les entendez plus. Cependant, avec la pratique, même si vous ne pensez pas être très visuel, vous pouvez entraîner votre esprit à visualiser, grâce à vos pouvoirs d'observation et de remémoration.

Heure du coucher

Le soir, avant d'aller vous coucher, repassez vous la journée en tête, mais au lieu de réfléchir aux problèmes survenus, pensez aux endroits où vous vous êtes rendus et aux personnes que vous avez rencontrées. Essayez de vous en souvenir le plus en détail possible. Si vous vous souvenez d'une personne, essayez de vous rappeler sa tenue. Comment était-elle coiffée ? Avait-elle quelque chose dans les mains ? Si vous vous entraînez régulièrement, vous constaterez qu'il suffira de penser à un nom pour qu'une image vous vienne à l'esprit.

Je vois avec mon petit oeil

Vous souvenez-vous avoir joué à « Je vois avec mon petit oeil » à l'arrière d'un car ou lors d'un voyage en train ? Réessayez lors de votre prochain voyage si vous avez du temps à tuer. Regardez le paysage par la fenêtre, les bâtiments, et décrivez-les par écrit. Essayez plus tard de vous rappeler le plus en détail possible ce que vous avez vu.

Vous entraînerez votre esprit à enregistrer des images pour les utiliser plus tard. Vous finirez par pouvoir rassembler à volonté des images de votre propre « bibliothèque d'images » en vous rappelant simplement un nom ou un lieu. C'est à l'évidence une capacité très utile si vous partez en vacances dans un endroit paradisiaque et souhaitez y retourner ! Vous n'avez qu'à enregistrer l'image d'une mer turquoise, d'une plage vide ou d'un sommet d'une montagne, et vous y retournez quand vous voulez.

Jeu d'esprit

La visualisation peut être pratiquée n'importe où et n'importe quand. Ainsi, où que vous soyez et quel que soit le temps, vous pouvez toujours vous rendre à votre propre endroit.

Vous pouvez le faire au bureau à l'heure du déjeuner, pour vous échapper d'une froide et sombre journée d'hiver, vous rendre au bord de la Méditerranée baignée de soleil. Visualisez également votre promenade préférée.

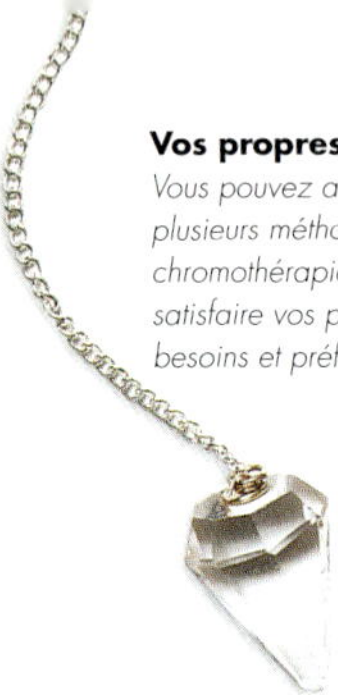

Vos propres besoins

Vous pouvez associer plusieurs méthodes de chromothérapie pour satisfaire vos propres besoins et préférences.

ASSOCIER PLUSIEURS MÉTHODES

La visualisation, la méditation et la respiration des couleurs peuvent être améliorées par d'autres méthodes de chromothérapie, par exemple la thérapie par les cristaux. Un tissu coloré est particulièrement utile si vous avez du mal à envisager une couleur. Les tissus naturels comme la soie ou le coton sont de meilleurs conducteurs de la vibration de la couleur. Placez-le en face de vous puis regardez-le quelques instants. Vous verrez toujours son image quand vous fermerez les yeux.

Un tissu rouge pour revitaliser

Si vous avez travaillé très dur, si vous vous sentez à plat physiquement et avez du mal à vous motiver, essayer de méditer sur les attributs positifs du rouge (énergie, volonté, enthousiasme) ou de visualiser du rouge qui pénètre dans votre chakra racine. Pour faciliter la visualisation ou la méditation, prenez un bout de tissu rouge, comme un châle ou un foulard et placez-le autour du bassin en étant allongé. Si vous avez un problème cardiaque, évitez bien sûr le rouge. Si vous avez des doutes, laissez le rouge de côté !

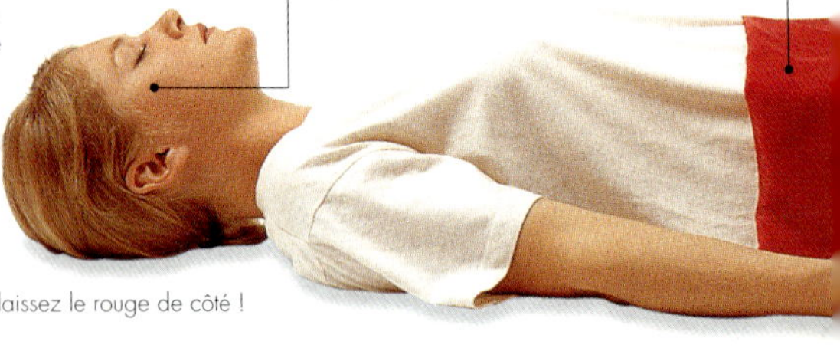

QUARTZ ROSE

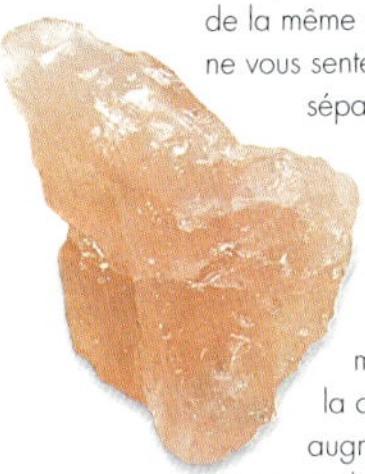

Augmenter l'amour-propre

Vous pouvez également utiliser des cristaux de la même manière. Si, par exemple, vous ne vous sentez pas très bien, peut-être séparé de quelqu'un ou que vous n'obtenez pas la reconnaissance que vous pensez mériter au travail, alors essayez d'utiliser un quartz rose pour vous aider à méditer sur la couleur rose. C'est la couleur de l'amour, elle aidera à augmenter votre amour-propre ainsi qu'à attirer l'amour des autres.

Un tissu bleu pour la détente

Si vous êtes dans un état d'esprit agité et ne parvenez pas à vous fixer sur une tâche urgente, essayez de vous allonger par terre et de vous couvrir d'un drap ou d'une couverture de couleur bleue. Inspirez le bleu, d'abord vers le chakra de la gorge puis vers la tête. Continuez jusqu'à ce que votre esprit soit apaisé et que vous puissiez à nouveau vous concentrer.

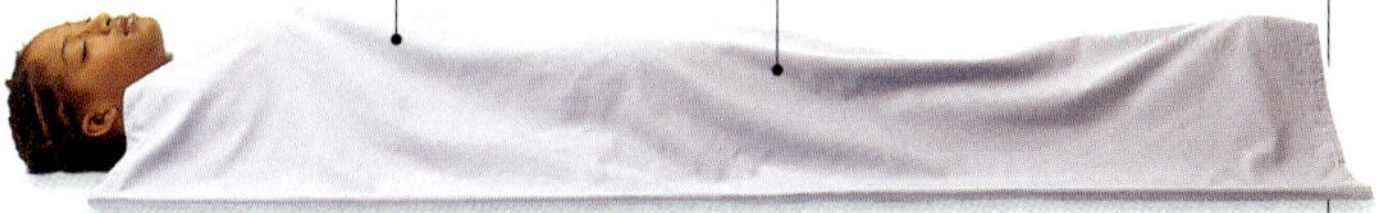

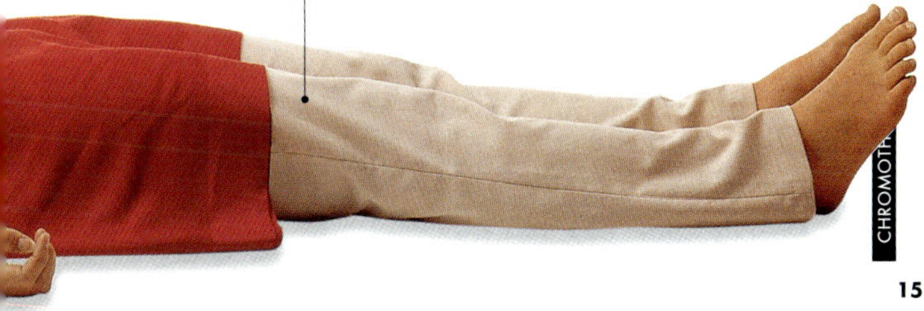

Thérapie des absents

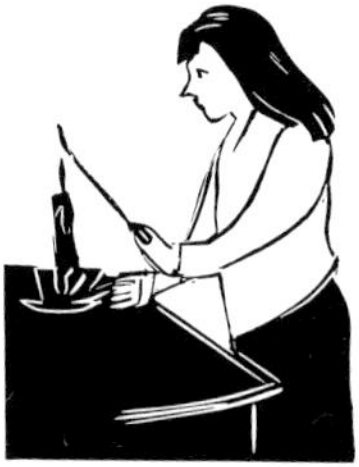

Bougie
Allumer une bougie de la même couleur peut faciliter l'envoi du traitement

La thérapie des absents parle d'elle même : il s'agit de soigner une personne en son absence, par méditation ou visualisation. En ce qui concerne la couleur, il s'agit de transmettre mentalement la couleur à l'autre personne. C'est une bonne idée lorsque deux personnes s'associent, en se mettant d'accord sur une heure précise pour effectuer la thérapie. La personne soignée par cette méthode est ouverte pour la recevoir. Vous pouvez également vous lier par d'autres façons, en allumant chacun une bougie de la couleur utilisée pour la thérapie.

Avoir la foi

Vous pouvez guérir quelqu'un même si vous n'êtes pas relié avec la personne mais la thérapie risque d'être moins efficace. Veillez à ne pas tenter de soigner quelqu'un qui ne le souhaite pas ou n'y croit pas. Il pourrait mal le prendre ou y voir une intrusion, même s'il est malade ou malheureux. La thérapie des absents reste plus efficace si la personne la demande ou l'accepte. Elle doit également être ouverte au processus ; une attitude sceptique peut bloquer la thérapie.

Créer ce que nous pensons

Si vous croyez en la thérapie des absents, il y a de grandes chances pour qu'elle soit efficace.Nous créons souvent ce en quoi nous croyons, c'est pourquoi la pensée positive est si importante. Si nos attentes sont négatives, nos pires craintes seront satisfaites. Si, d'un autre côté, nous croyons que tout se passera bien, nous aurons davantage d'expériences positives. Comme le dit si bien l'expression, « tout est dans la tête ».

L'absent est parfois si malade ou déprimé qu'il ne pourra coopérer. Il pourra cependant toujours sentir l'effet de la couleur, et le simple fait de savoir que quelqu'un pense à lui et fait quelque chose pour lui, même si c'est à distance, peut être une forme de thérapie.

Radionique

Développée aux États-Unis dans les années 1920 par Albert Abrams, la radionique utilise un instrument appelé « boîte noire » pour analyser les modèles vibratoires d'un « témoin » (élément appartenant au patient comme une mèche de cheveux ou une goutte de sang) pour trouver les problèmes de santé. Le thérapeute peut ainsi trouver le meilleur traitement (de nombreux praticiens de la radionique font de la chromothérapie) et transmettre les radiations par le témoin. Le traitement suit des principes holistiques, soignant l'état physique, mental et émotionnel du patient. La radionique est une thérapie controversée, bien que ses adhérents prétendent avoir été guéris.

TRANSMISSION DE LA CHROMOTHÉRAPIE

Si vous souhaitez transmettre une thérapie à quelqu'un, préparez-vous comme pour la méditation ou la visualisation, en respirant profondément et en détendant le corps et l'esprit. Puis imaginez la personne en question ; vous aurez peut-être l'impression de l'entendre ou de sentir sa présence. Prenez une photographie de la personne si cela peut vous aider à vous concentrer.

Transmission du traitement

1 *Visualisez la personne à qui vous envoyez le traitement ou prenez une photographie d'elle si cela vous aide à vous concentrer.*

2 *Ouvrez vos chakras. Idéalement, l'autre personne fait de même. Amenez la couleur nécessaire (voir pages 142 et 143). Concentrez-vous sur une condition particulière ou sur un état émotionnel, ou faites seulement cela pour un bien-être général. Reportez-vous aux pages 22 à 93 si vous n'êtes pas sûr de la couleur à utiliser. Vous pouvez également radiesthésier la couleur nécessaire, ou envoyer simplement la lumière blanche, qui contient bien sûr toutes les couleurs du spectre.*

3 *Imaginez la couleur radier jusqu'à l'autre personne. Diffusez-la comme un laser, pour que la personne baigne dans la couleur ou dirigez-la vers une zone particulière de son corps, là où se trouve la douleur ou la gêne. Le jaune or est une bonne couleur à envoyer : la personne prend ce dont elle a besoin. N'oubliez pas de fermer vos chakras lorsque vous avez terminé.*

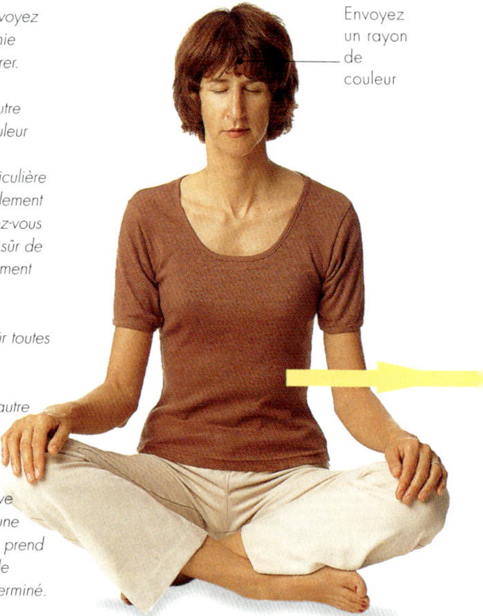

Réception du traitement

Si vous êtes reliés l'un à l'autre, alors l'autre personne peut également imaginer la couleur transmise, ce qui facilitera la thérapie. La séance ne doit pas durer très longtemps ; avec de l'entraînement, vous saurez quand arrêter et sentirez éventuellement quand l'autre personne aura eu ce dont elle avait besoin. Si la personne traverse une période plutôt difficile, ou si elle est malade, vous pouvez prendre des rendez-vous réguliers avec elle et lui transmettre chaque fois la couleur.

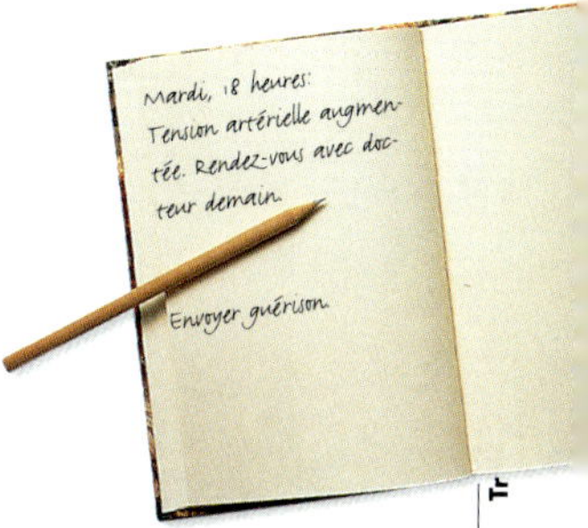
Mardi, 18 heures:
Tension artérielle augmentée. Rendez-vous avec docteur demain.
Envoyer guérison.

Traitement régulier

La personne à qui vous envoyez la couleur souhaitera éventuellement pratiquer régulièrement cette thérapie.

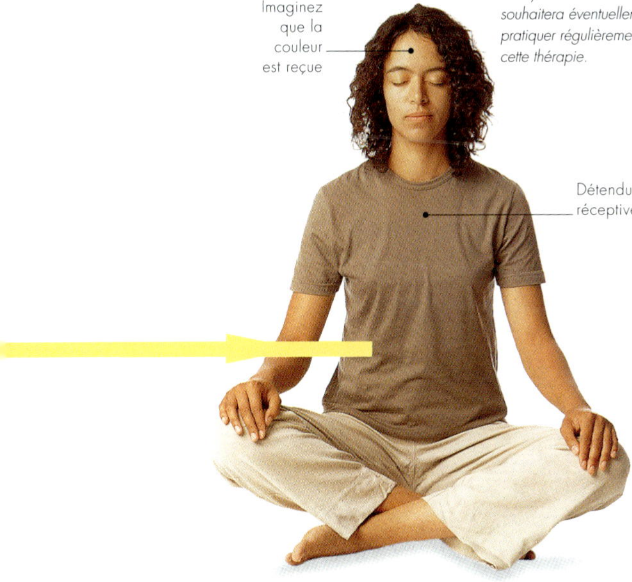
Imaginez que la couleur est reçue
Détendue et réceptive

L'imposition des mains

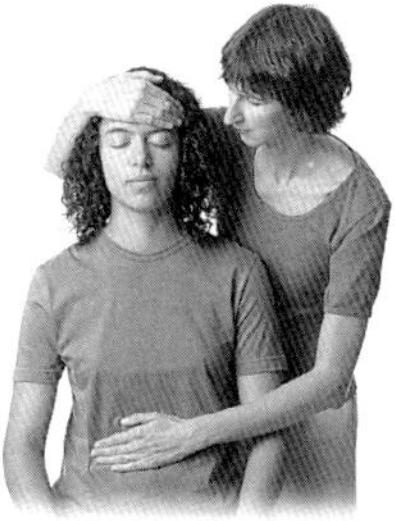

Processus

Le contact avec les mains est une partie très efficace de la chromothérapie.

Cette forme de thérapie consiste à utiliser les mains d'une personne pour transmettre la couleur à une deuxième personne. Nous utilisons tous nos mains inconsciemment pour nous soigner ou soigner les autres. Nous tendons instinctivement la main à une personne souffrante ou en détresse. Si nous avons nous-mêmes mal à la tête ou à l'estomac, nous posons immédiatement notre main sur la douleur sans même nous en rendre compte. De plus, lorsqu'une personne que nous connaissons est en colère, nous posons une main sur elle ou l'entourons par le bras. Le contact a un fort pouvoir thérapeutique.

Préparation

Si vous êtes celui qui traite, vous devez vous préparer comme vous le feriez pour la méditation ou la visualisation. Veillez également à ce que vos mains soient chaudes avant de les poser sur quelqu'un. Le destinataire doit être assis ou couché, de manière à être confortablement installé. Il doit fermer les yeux pour mieux se détendre. Placez ensuite votre main droite sur son plexus solaire et la gauche sur le chakra qui correspond à la partie du corps douloureuse. Visualisez la couleur nécessaire et imaginez-la descendre dans votre bras jusqu'à votre main droite. Elle traversera ensuite le système nerveux de l'autre personne pour finalement terminer dans votre main gauche.

Couleurs à employer

Vous souhaiterez peut-être utiliser du

bleu si la personne se sent stressée et ne dort pas bien, ou souffre de maux de tête. Cependant, si sa vitalité physique est faible et si elle manque de confiance, utilisez du rouge/orange. Choisissez le jaune si elle est déprimée ou le vert si elle à du mal à communiquer avec les autres. Si vous n'êtes pas sûr de la couleur à choisir, reportez-vous à la partie Couleurs du spectre (voir pages 22 à 93).

Avec la pratique, vous saurez quand le circuit est terminé et quand retirer votre main gauche. Une fois cette main ôtée, secouez-la vigoureusement pour vous débarrasser des vibrations négatives éventuellement recueillies. Lavez-vous les mains après chaque traitement pour tout éliminer.

Conviction

Il est important que le destinataire de la thérapie croie au pouvoir de l'imposition des mains, et à la capacité du guérisseur à transmettre les énergies de couleur. Dans le cas contraire, les chances d'obtenir un résultat sont réduites.

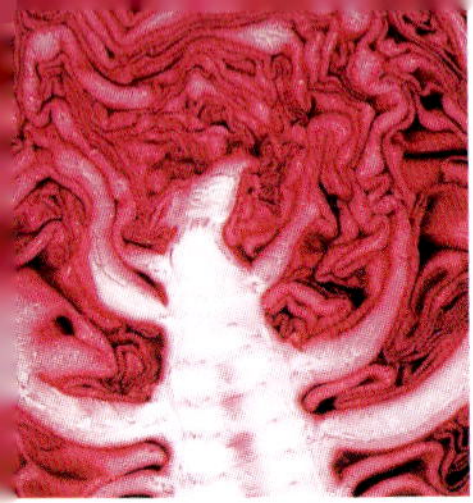

Couleur des aliments

La couleur des aliments est l'une des raisons pour lesquelles ils nous attirent.

LA COULEUR QUE VOUS MANGEZ

La couleur est l'un des attributs des aliments, avec l'arôme, la texture et le goût, qui stimule notre appétit et nous fait saliver. Nous choisissons souvent instinctivement certains aliments pour les propriétés associées à leur couleur : des oranges pour leurs vitamines lorsque nous sommes enrhumés et de la viande rouge lorsque nous sommes fatigués.

Nutriments

Les aliments de couleurs différentes contiennent des nutriments spécifiques : les vitamines et les minéraux dont nous avons besoin pour être en bonne santé. Lorsque nous les connaissons, nous pouvons créer un régime sur mesure en fonction des besoins quotidiens du corps. Il est bien connu que ce que nous mangeons détermine si nous sommes en bonne santé ou non. Certains aliments sont à éviter si nous sommes dans certaines conditions, et d'autres sont recherchés pour leurs propriétés thérapeutiques.

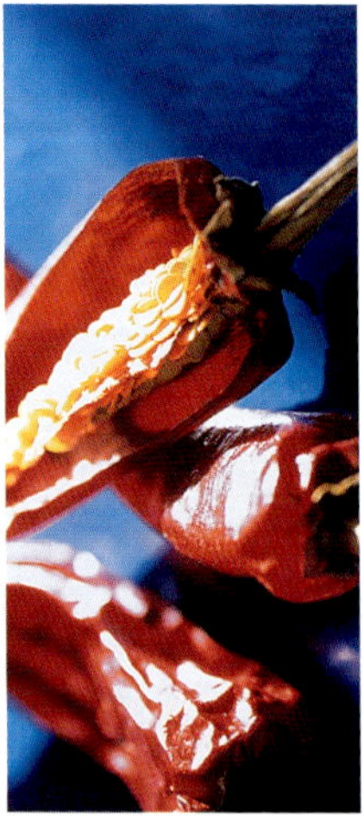

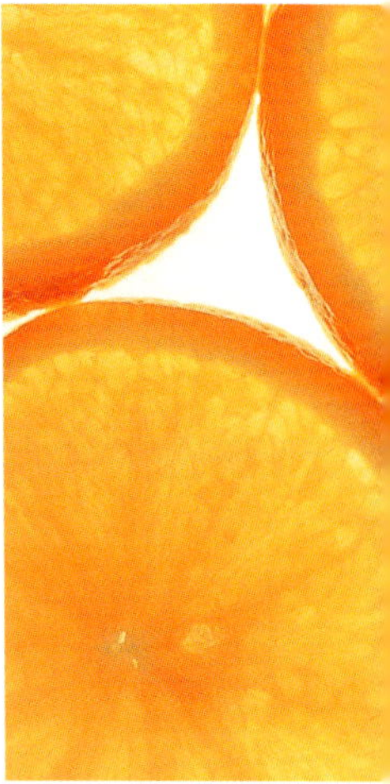

Un régime équilibré

Il existe toutes sortes de régimes, certains pour perdre du poids, d'autres pour soulager certaines conditions comme le cancer ou l'arthrite. Si votre régime comprend toutes les catégories d'aliments (glucides, fruits et légumes, viande, poisson, autres protéines et quelques graisses) en proportions variées, vous ingérerez toutes les couleurs du spectre.

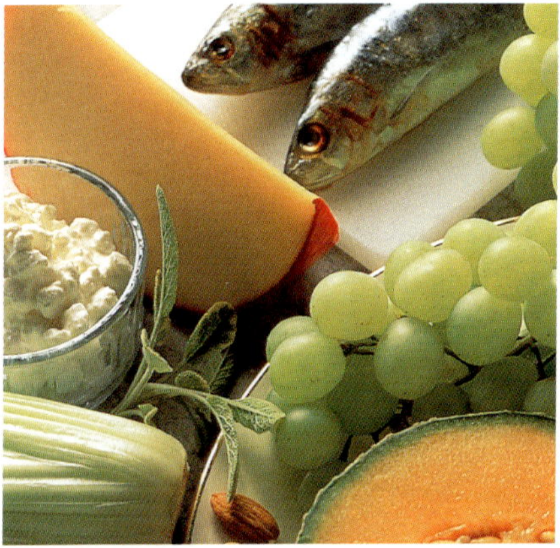

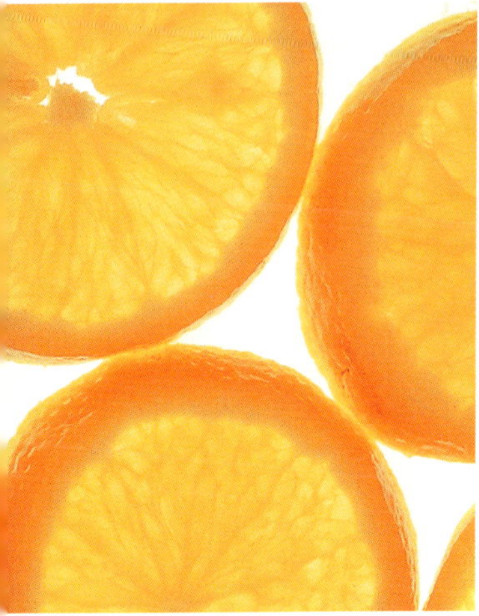

Variations saisonnières

Vous devrez parfois manger davantage certains aliments, selon la saison, le temps et votre propre santé, votre niveau de stress ou votre humeur. Les pages suivantes vous aideront à déterminer, avec la couleur, les aliments nécessaires à des conditions particulières ou états d'esprit.

Quelle couleur mangez-vous ?

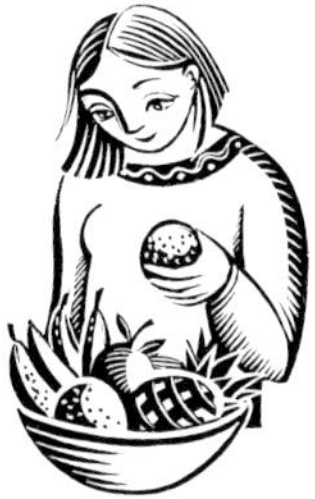

Observer les aliments
Observez la couleur des aliments que vous mangez. Est-ce la couleur dont vous avez besoin ?

Le questionnaire ci-contre est conçu pour vous faire réfléchir aux couleurs des aliments que vous mangez. Prenez donc le temps d'y répondre. Si vous découvrez qu'une couleur manque à votre saladier de fruits ou à votre panier à légumes, vous devrez considérer ses propriétés (reportez-vous à la partie Couleurs du spectre pages 22 à 93 pour vous rafraîchir la mémoire). L'absence d'une couleur et le manque d'un nutriment peuvent être les causes de problèmes émotionnels, mentaux ou physiques.

Couleurs manquantes

Si le questionnaire révèle qu'une certaine couleur n'apparaît pas vraiment dans votre alimentation, la couleur manquante correspond-elle à une affection particulière ? Par exemple, êtes-vous facilement fatigué ou souffrez-vous d'anémie ? Dans ce cas, votre régime manque peut-être d'aliments rouges.

Les aliments rouges contiennent du fer. Vous devez peut-être augmenter votre consommation de foie ou de rognons par exemple ; si vous n'aimez pas ces aliments remplacez-les par des épinards ou du cresson, qui sont également riches en fer. Vous avez peut-être parfois une soudaine envie de ces aliments : c'est le signe d'un déséquilibre et d'un besoin de nutriments.

La couleur dominante

Réfléchissez aux propriétés de la couleur que vous mangez le plus et à la propriété dont vous pensez avoir besoin et pourquoi. Faites la même chose pour tous les aliments que vous mangez régulièrement. De cette manière, vous saurez si votre régime est équilibré ou non. Si vous pensez qu'il ne l'est pas, vous devrez éventuellement y ajouter des aliments verts ; cela vous aidera à aller à l'encontre de tout manque ou excès.

La couleur peut être un guide utile pour savoir quels aliments manger en plus grande quantité. En revanche, si vous avez des doutes, il est préférable de consulter votre médecin ou un diététicien qualifié.

Questionnaire

Quelle est la couleur de votre aliment préféré ?

Quel aliment n'aimez-vous pas et

de quelle couleur est-il ?

Quelles couleurs sont présentes dans votre panier à légumes ?

Quelles couleurs sont présentes dans votre saladier de fruits ?

Quelles en sont les couleurs manquantes ?

Si vous avez des impulsions alimentaires, est-ce souvent une couleur particulière ?

Si vous souffrez d'un état particulier, mangez-vous un aliment adapté à celui-ci ? Si oui, quelle en est la couleur ?

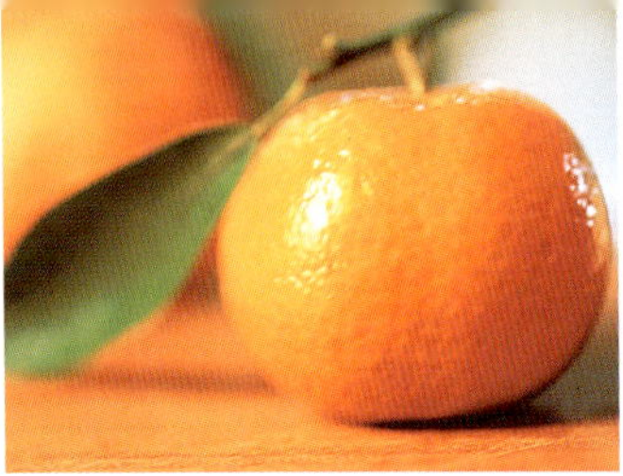

Se sentir bien

Alors que votre régime doit contenir des aliments rouges, orange et jaunes, un excès de ces couleurs peut conduire à un surplus d'énergie.

ALIMENTS ROUGES, ORANGE ET JAUNES

Les aliments rouges, orange et jaunes stimulent et énergisent notre système, purifient le sang et revigorent nos niveaux immunitaires. Ils nous aident également à nous enraciner dans le monde physique et à nous engager positivement avec la vie. Nous en avons besoin pour recharger nos batteries et tenir les infections et les maladies à distance.

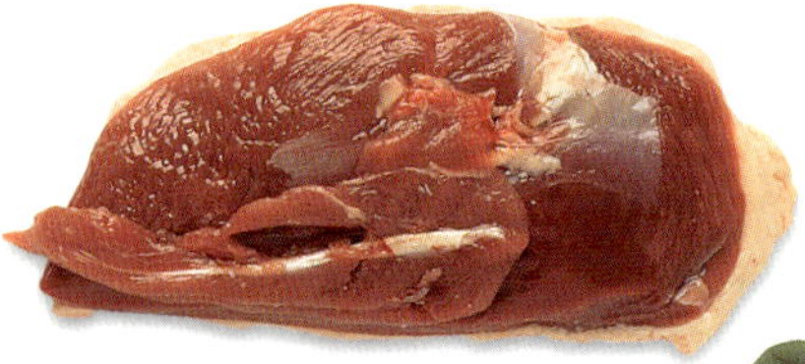

VIANDE ROUGE

Le fer

Si vous êtes végétarien, mangez beaucoup de légumes verts à feuilles pour remplacer la viande rouge. Ces aliments font partie de la catégorie « rouge » car ils sont également riches en fer.

Aliments rouges

Nous avons déjà évoqué les aliments rouges comme étant importants car ils contiennent du fer (voir pages 160et 161), essentiel à la formation des globules rouges et pour conserver une certaine énergie. Même une légère insuffisance de ce minéral peut réduire votre capacité à travailler et votre résistance aux maladies.

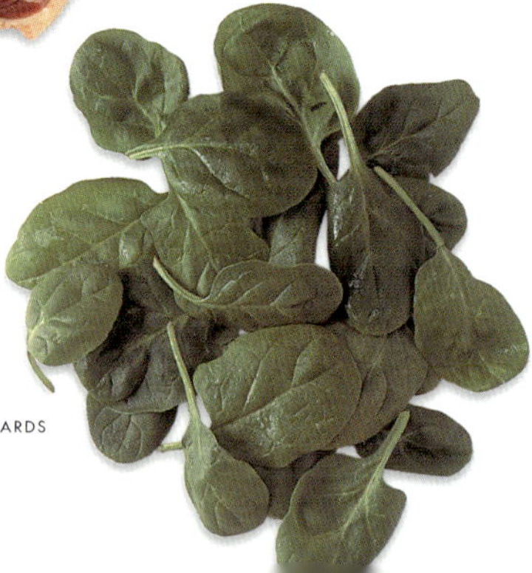

ÉPINARDS

Aliments orange

La nourriture orange est associée à la santé et à la vitalité, en particulier la très importante vitamine C, essentielle à notre santé globale. Cette vitamine est présente dans les agrumes. Les carottes, un autre aliment orange commun, contient de la bêtacarotène, principal antioxydant qui protège notre système de défense contre la pollution de l'air. Le miel, également un aliment orange, est bon pour le système immunitaire.

PÊCHE

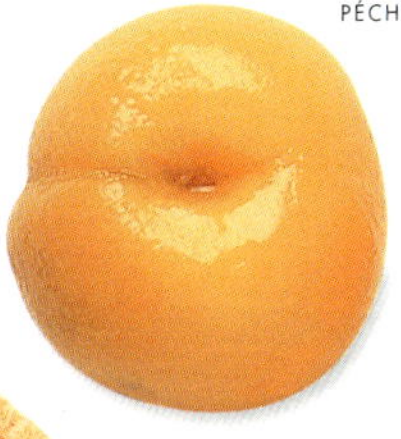

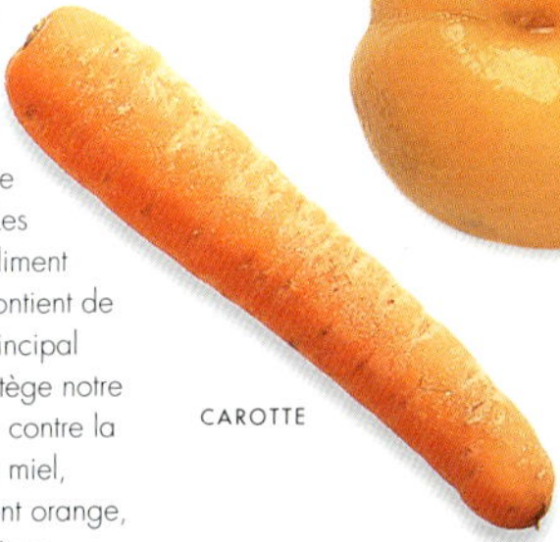

CAROTTE

MIEL

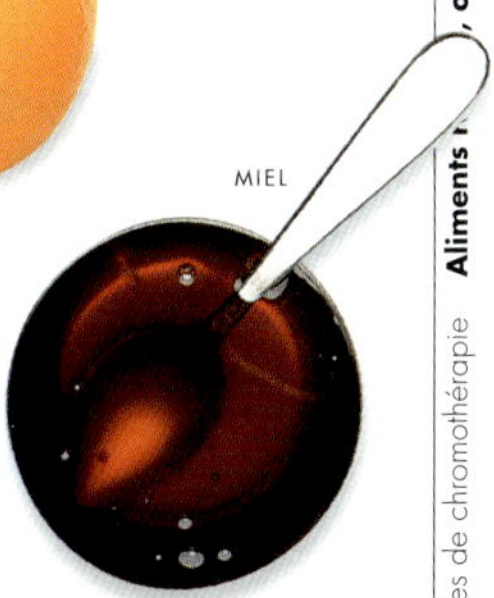

BANANE

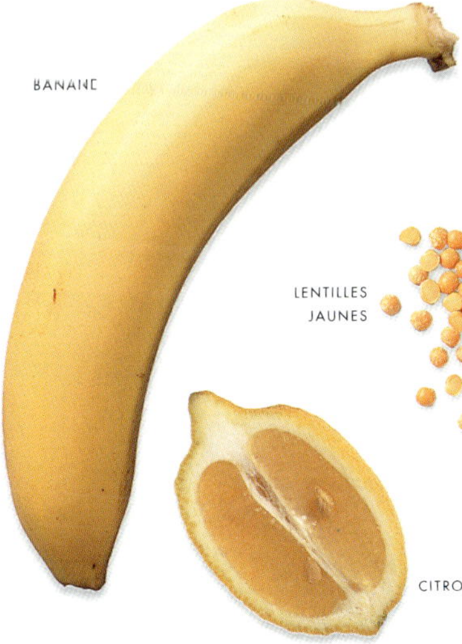

Aliments jaunes

La nourriture jaune est importante pour le bon fonctionnement du système digestif et pour détoxiquer le corps humain. Elle est également conseillée pour le système nerveux et les facultés mentales, notamment le raisonnement, la mémoire et la capacité à se concentrer. Les bananes, par exemple, l'un des aliments jaunes les plus courants, sont riches en potassium. Une insuffisance de ce minéral peut entraîner une confusion mentale et une certaine fatigue.

LENTILLES JAUNES

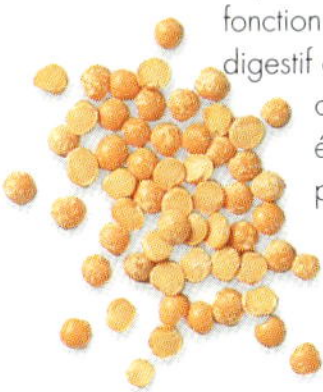

CITRON

Cuisiner le rouge

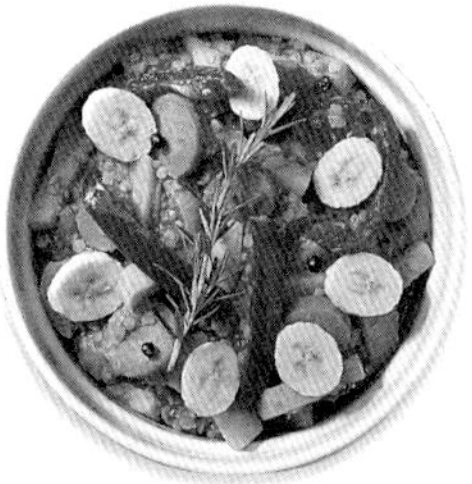

La chaleur
Les aliments rouges, orange et jaunes nous réchauffent, nous revigorent, et nous font nous sentir bien.

Si vous manquez d'énergie rouge, orange ou jaune, il est assez facile de l'introduire dans votre régime. La liste d'aliments ci-dessous vous donnera quelques idées.

Aliments rouges

- Tomates, poivrons rouges, chou rouge, betterave, piments rouges, haricots rouges, cresson, légumes verts à feuilles (ceux-ci sont riches en fer, c'est pourquoi ils font partie des aliments rouges).
- Poivre, gingembre, piment de cayenne, romarin, sauge rouge.
- Viande rouge (à ne manger en excès).
- Cerises, prunes, rhubarbe, pommes, fraises, framboises, groseilles.

Aliments orange

- Citrouille, courge, rutabaga, carottes, orange, poivrons.
- Coriandre, cumin.
- Lentilles orange, jaunes d'oeuf.
- Oranges, mandarines, pêches, abricots, nectarines, mangues, papayes, melons.

Aliments jaunes

- Maïs, courge, poivrons jaunes.
- Safran, cannelle, citronnelle, aneth, carvi.
- Lentilles jaunes, beurre, huile, noix, graines, céréales.
- Ananas, citrons, bananes, pamplemousses.

Recette

Le ragoût d'automne a été choisi pour ses ingrédients rouges, orange et jaunes. Il réchauffe, conforte et énergise à l'approche de l'hiver.

Ragoût d'automne

Pour 2/3 personnes

INGRÉDIENTS

La moitié d'un poivron rouge émincé

1 boîte de tomates concassées

1 piment rouge égrainé et coupé en dés

250g de lentilles rouges

une demi-courge de taille moyenne, pelée et coupée en petits morceaux

3 carottes moyennes, pelées en rondelles

2 pommes de terre, pelées en des

1 oignon moyen émincé

3 gousses d'ail (ou selon le goût)

550ml d'eau

3.75 ml (¾ d'une cuillère à café) de curcuma

1 cuillère à café de graines de cumin

1 cuillère à café de graines de coriandre

1 douzaine de baies de genièvre

1 banane coupée en rondelles

15 ml (2 cuillères à soupe)

d'huile de tournesol/d'huile d'olive.

RECETTE

Dans une grande casserole, couvrez les lentilles d'eau froide puis portez à ébullition pendant 10 minutes, en écumant la surface si nécessaire. Couvrez et laissez mijoter 15 à 20 minutes jusqu'à obtenir une bouillie épaisse. Pendant ce temps, préparez le poivron, le piment, la courge, les carottes, les pommes de terre, l'oignon et l'ail. Dans une poêle, faites frire les légumes dans l'huile pendant 3 ou 4 minutes, en les tournant sans arrêt.

Lorsque les lentilles sont prêtes, ajoutez les légumes et les tomates concassées puis les graines de cumin et de coriandre ainsi que les baies de genièvre. Faites mijoter doucement le mélange pendant une heure environ, sans couvercle, jusqu'à ce que les légumes soient cuits, mais légèrement craquants.

Servez avec les rondelles de banane. Le ragoût d'automne est généralement un plat unique mais peut être accompagné de riz parfumé de 3,75ml (¾ d'une cuillère à café) de curcuma, si vous le désirez.

Les tomates contiennent une quantité importante de vitamine E, qui protège du cancer et des maladies cardiaques ; le poivron rouge est riche en vitamines C et E et en bêtacarotène.

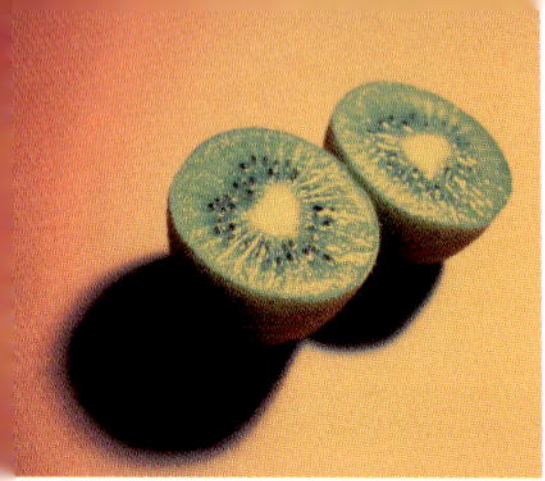

La santé

On imagine difficilement pouvoir manger trop d'aliments verts car ils sont tellement sains...mais il faut bien sûr les associer à des aliments d'autres couleurs pour un régime parfaitement sain.

ALIMENTS VERTS

Le vert est la couleur de la nature, nous voyons donc les aliments verts comme étant naturels et sains, tels que la salade, les légumes, les fruits et les herbes. Ces aliments sont riches en vitamines et minéraux nécessaires à l'équilibre, qui est une autre propriété du vert. Il est aujourd'hui reconnu qu'un régime sain doit être composé d'au moins cinq parts de fruits et légumes frais par jour.

ICEBERG

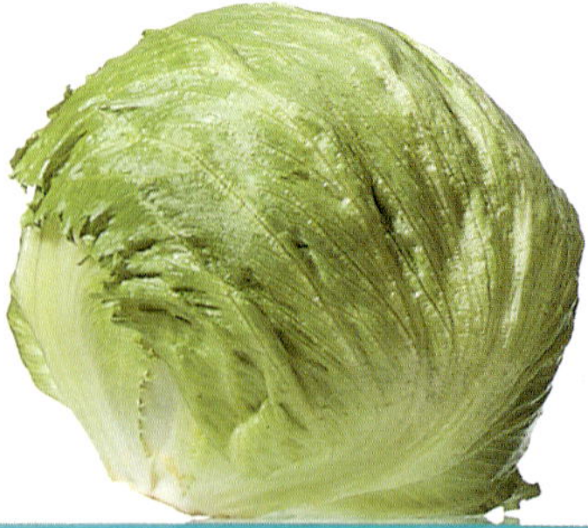

LAITUE

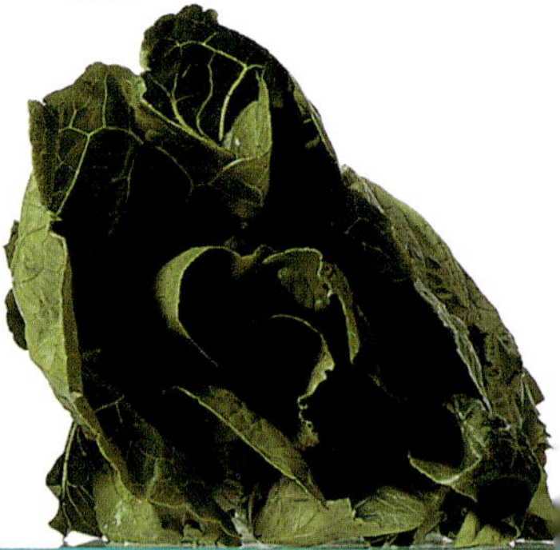

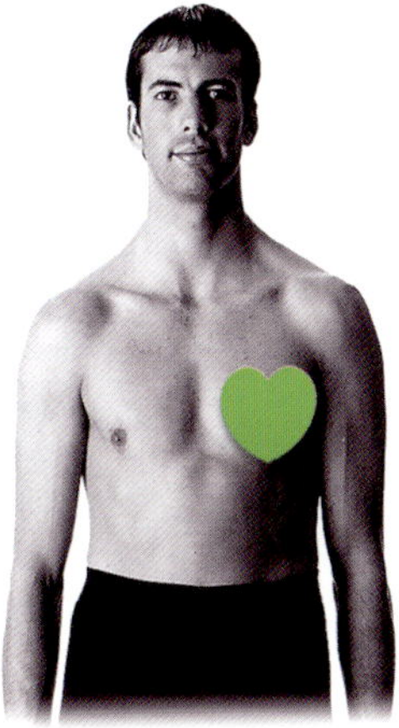

Bon pour le coeur

Le vert est également la couleur associée au coeur, et de nombreux aliments verts aident à prévenir les maladies cardiaques. Un régime appauvri en vitamines C et E et en bêtacarotène peut être l'une des causes de ces maladies. Les légumes verts à feuilles en sont particulièrement riches. La salade est idéale, de préférence biologique, car ses larges feuilles sont donc particulièrement vulnérables aux produits chimiques tels que les fertilisants et les pesticides. Si vous achetez des produits non biologiques, rincez-les toujours abondamment avant de les manger. Ne jetez pas les feuilles externes car elles contiennent plus de vitamines que les feuilles intérieures. Les paquets de feuilles de salade déjà lavées et coupées, bien que pratiques, ont déjà perdu toutes leurs propriétés.

BATAVIA

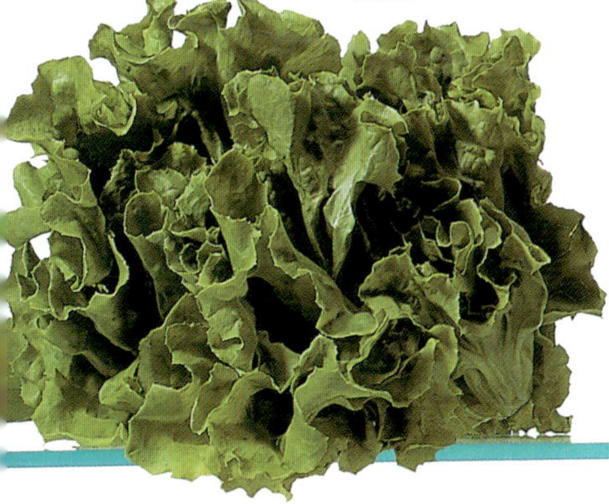

CHICORÉE

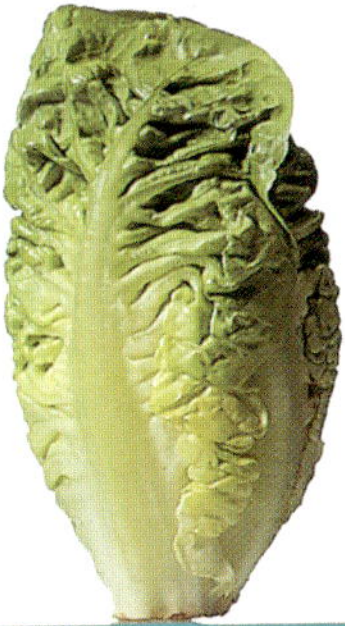

Cuisiner le vert

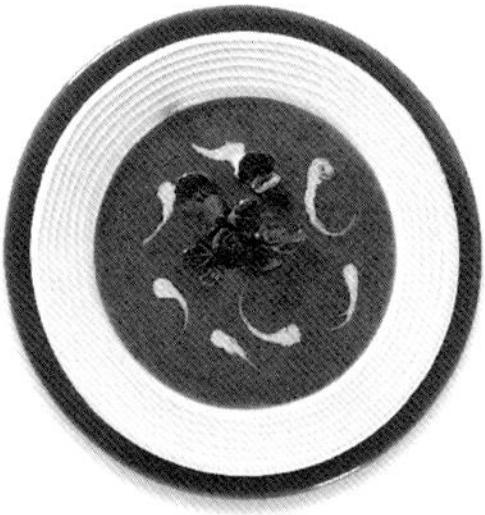

Vitamines et minéraux
Les aliments verts sont pleins de vitamines et minéraux parfaits pour un régime sain.

Les aliments verts sont bons pour le coeur, ils diminuent également la pression sanguine, libèrent le stress et la tension, soulagent les maux de tête et aident à résoudre les problèmes émotionnels. Ils équilibrent les énergies, et sont donc particulièrement bons pour ramener le corps en harmonie.

Les aliments verts

- Chou, salade, poivrons verts, courgettes, pois, céleri, haricots verts, brocolis, concombre, avocat, cresson, asperge.
- Persil, estragon, menthe, coriandre, basilic, ciboulette
- Lentilles vertes, aliments neutres comme le yaourt nature et le tofu.
- Pommes, poires, kiwis, citrons verts, raisins, groseilles à maquereau, reine-claude.

Recette

Le cresson est un aliment vert riche et l'un des plus sains. Il contient notamment de nombreux antioxydants (vitamines C et E et carotène) ainsi que du fer et du potassium. Cette plante fragile et délicate permet de réduire les risques de cancer, empêche les infections et l'anémie. Elle a un goût poivré piquant et ne se conserve pas bien, il vaut donc mieux la manger fraîche. Essayez de l'acheter chez un paysan car le cresson sauvage est réputé cacher des parasites. Parmi les autres ingrédients verts de cette recette, nous trouvons la ciboulette et le fenouil, dont les feuilles ressemblent à des plumes et dont la fraîche odeur est anisée. Le fenouil est particulièrement efficace contre les coliques et flatulences.

Soupe au cresson

Pour 2/3 personnes

INGRÉDIENTS

2 gros bouquets de cresson frais, équeuté

450 à 675g de pommes de terre, pelées et coupées en dés

50g de beurre ou 15ml (2 cuillères à café) d'huile d'olive extra vierge.

850ml de bouillon de légumes

150ml de crème fraîche

4 grosses ciboules, finement émincées

Une poignée de ciboulette et un peu de feuilles de fenouil émincées

le jus d'un citron

du sel et du poivre fraîchement moulu selon le goût

RECETTE

Équeutez et émincez le cresson frais ; pelez et coupez les pommes de terre et les ciboules en dés. Faites fondre le beurre ou chauffer l'huile d'olive dans une grosse casserole puis ajoutez les ciboules, les pommes de terre et le cresson en remuant jusqu'à ce que tous les ingrédients soient recouverts de beurre ou d'huile. Ajoutez le sel puis laissez les légumes transpirer à feu doux pendant 15 à 20 minutes, en remuant de temps en temps. Ajoutez le bouillon, amenez à ébullition puis couvrez et laissez mijoter pendant 10 à 15 minutes jusqu'à ce que les légumes soient tendres. Retirez du feu, laissez refroidir puis passez rapidement au mixeur pour garder une texture légèrement grossière et pas trop lisse. Remettez le mélange dans la casserole, ajoutez la crème en remuant, ajoutez le jus d'un citron et vérifiez l'assaisonnement (il ne faut pas beaucoup de poivre).

Servez la soupe chaude ou froide, accompagnée de feuilles de ciboulette et de fenouil.

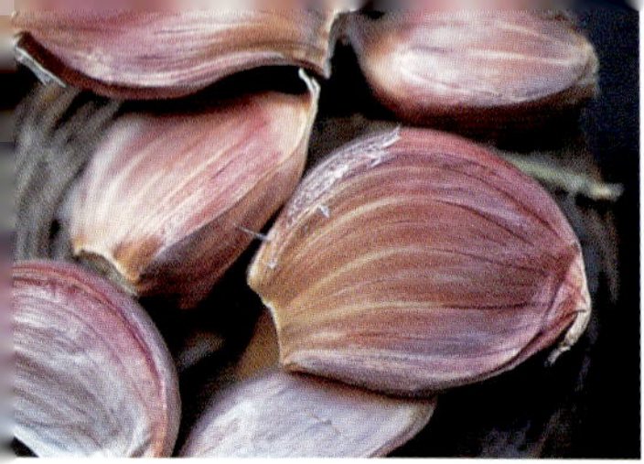

Inspiration

Les aliments bleus, indigo et violets sont particulièrement bons si vous manquez d'inspiration.

ALIMENTS BLEUS, INDIGO ET VIOLETS

Il n'existe pas autant d'aliments bleus, indigo et violets que d'aliments d'autres couleurs, mais ils sont tout de même important dans un régime sain. Ces aliments sont opposés aux aliments rouges, orange et jaunes puisqu'ils rafraîchissent et calment ; ils nourrissent également le système nerveux, le cerveau et les facultés mentales.

AUBERGINE

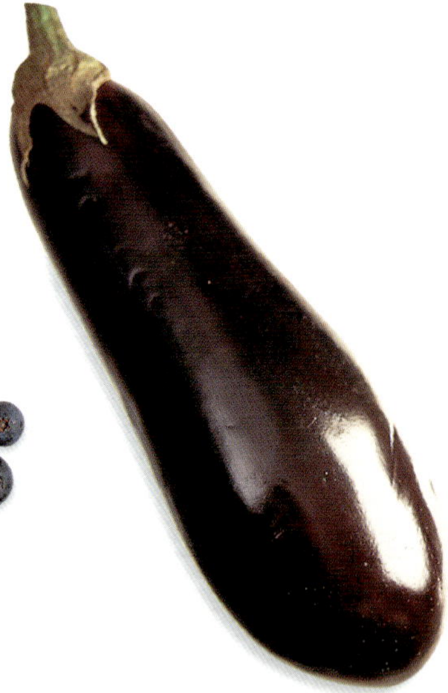

Aliments pour le cerveau

Ces aliments comprennent notamment la myrtille et la mûre, les légumes à tête violette comme certaines variétés de brocoli, le chou rouge et les oignons. Avec le violet, nous faisons le tour du spectre chromatique et revenons vers le rouge. Les aliments violets sont donc également énergisants, surtout au niveau mental.

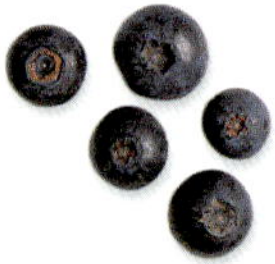

MYRTILLES

Mûri au soleil

Le raisin noir ou violet est l'un des fruits appartenant à ce groupe d'aliments. Il mûrit sur la vigne, donc lorsque nous les mangeons nous absorbons directement les rayons du soleil. Cela s'applique aussi aux fruits et légumes qui poussent au dessus de la terre. Il est conseillé de manger leur peau car c'est la partie exposée au soleil.

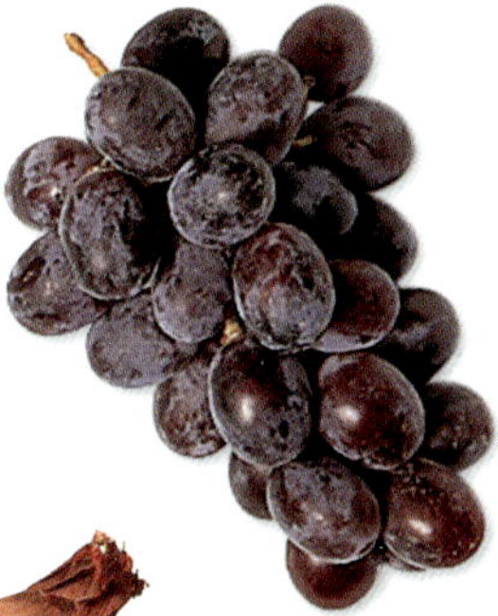

RAISIN NOIR

OIGNON ROUGE

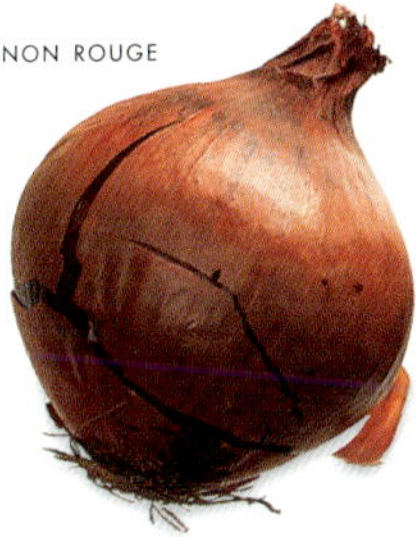

Poisson bleu

Les aliments bleus, indigo et violets comprennent certains poissons, par exemple le maquereau et les sardines, poissons gras, dont la teinte des écailles est bleutée. De nombreuses recherches ont permis d'affirmer les bienfaits de ce type de poissons. Les poissons gras contiennent des acides gras omega-3, qui préviennent les maladies cardiaques et soulagent les arthrites rhumatoïdes. Ils sont riches en vitamine D, nécessaires pour absorber le calcium, vital pour la croissance des os.

MAQUEREAU

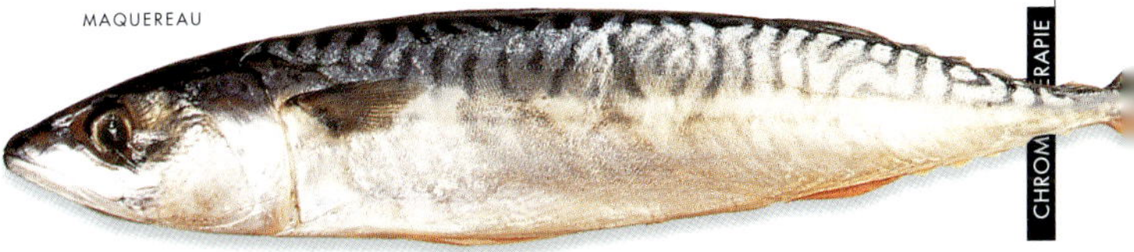

Cuisiner le bleu

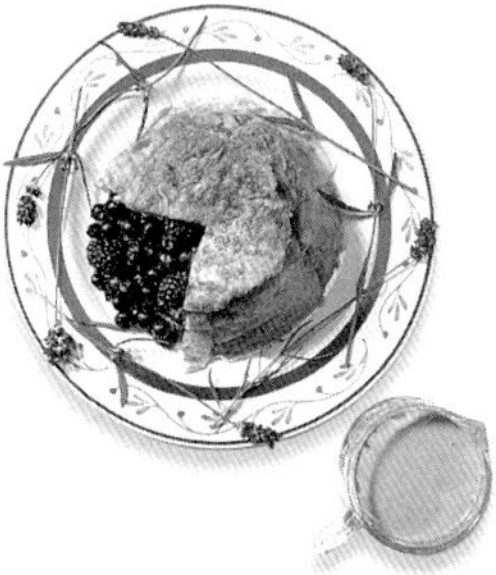

Puddings sains
Même les puddings peuvent être bons pour la santé s'ils contiennent des ingrédients riches en vitamines.

Il est conseillé d'introduire des aliments bleus, indigo et violets dans un régime si vous avez été très stressé et avez besoin de ralentir ; ou si vous souhaitez simplement vous retirer du monde extérieur pendant un certain temps. Les aliments bleus sont rafraîchissants et apaisants, sédatifs, antiseptiques, antifongiques et bactéricides. Les aliments indigo sont également sédatifs ; ils facilitent la digestion, purifient et stabilisent. Les aliments violets sont bons pour les problèmes nerveux, les rhumatismes et les problèmes de vésicule.

Aliments bleus, indigo et violets

- Salades à feuilles violettes, aubergines, fruits de mer, brocoli violet, champignons, olives noires.
- Sauge bleue, baies de genièvre.
- Haricots noirs, soja noir.
- Raisin noir, myrtilles, prunes, airelles, groseilles, pruneau, cerises noires, raisins secs et cassis.

Recette

Les baies constituant le principal ingrédient de ce somptueux pudding d'été sont riches en vitamines et antioxydants. Les mûres sont une excellente source de vitamine E, alors que les groseilles sont bonnes pour la vue, comme le cassis, et préviennent les infections urinaires.

Pour rendre le plat encore plus amusant, vous pouvez teindre la crème en bleu en ajoutant du colorant, ou plus exotique, du curaçao. Enfin, décorez le pudding de fleurs bleues.

Pudding d'été bleu

Pour 2/3 personnes

INGRÉDIENTS

250g de myrtilles

125g de cassis

125g de mûres

100g de sucre semoule

plusieurs tranches moyennes de pain datant de la veille

275ml de crème fraîche épaisse

plusieurs gouttes de colorant bleu, ou 1 ou 2 cuillères à soupe de curaçao bleu

un plat à pudding ou à soufflé de 600 à 850 ml.

fleurs bleues comestibles

RECETTE

Rincez les fruits et mettez-les dans une grosse casserole avec le sucre et 8 à 15 ml (1 à 2 cuillères à soupe) d'eau pour ne pas coller à la casserole avant de relâcher le jus. Cuire à feu doux pendant 4 à 5 minutes jusqu'à ce que le sucre fonde et le jus ressorte. Ne laissez pas plus longtemps sinon les fruits seront en purée. Récupérez le jus et mettez le jus de côté.

Coupez la croûte du pain et placez les tranches au fond et sur les côtés du plat, en les chevauchant légèrement et en appuyant pour le recouvrir entièrement. Ajoutez les fruits puis recouvrez à nouveau de pain en fermant bien sur les bords. Placez une petite assiette par dessus de manière à ce qu'elle rentre dans le plat et appuyez pour presser les fruits. Ajoutez un poids d'un ou deux kilos sur l'assiette puis laissez au frais toute la nuit.

Retournez le pudding et appliquez le jus de fruit mis de côté sur le pain pour couvrir tout le blanc restant. Décorez avec des violettes confites, des fleurs bleues comestibles comme la lavande, la bourrache, les bleuets ou les pensées. Ajoutez enfin le colorant ou le curaçao bleu à la crème et servez.

LA COULEUR DE VOTRE ENVIRONMENT

La couleur est personnelle ; les habits portés, les coloris d'une maison et de son jardin... tous en disent long sur nous. Ils indiquent notre état de santé, d'esprit et décrivent notre personnalité. Il est important de nous entourer de couleurs qui nous plaisent, pour nous sentir en accord avec notre environnement, et soutenus par celui-ci. Il est également important de reconnaître que nos besoins de couleurs changent, tout comme nous changeons nous aussi ; même si nous avons une couleur préférée, nous pouvons avoir une soudaine envie de redécorer une pièce ou d'acheter un habit d'une couleur que nous évitons d'habitude. Cette partie du livre est conçue pour vous faire prendre conscience de la couleur qui vous attire le plus à un moment donné, et pour vous aider à modifier en conséquence la couleur de votre environnement.

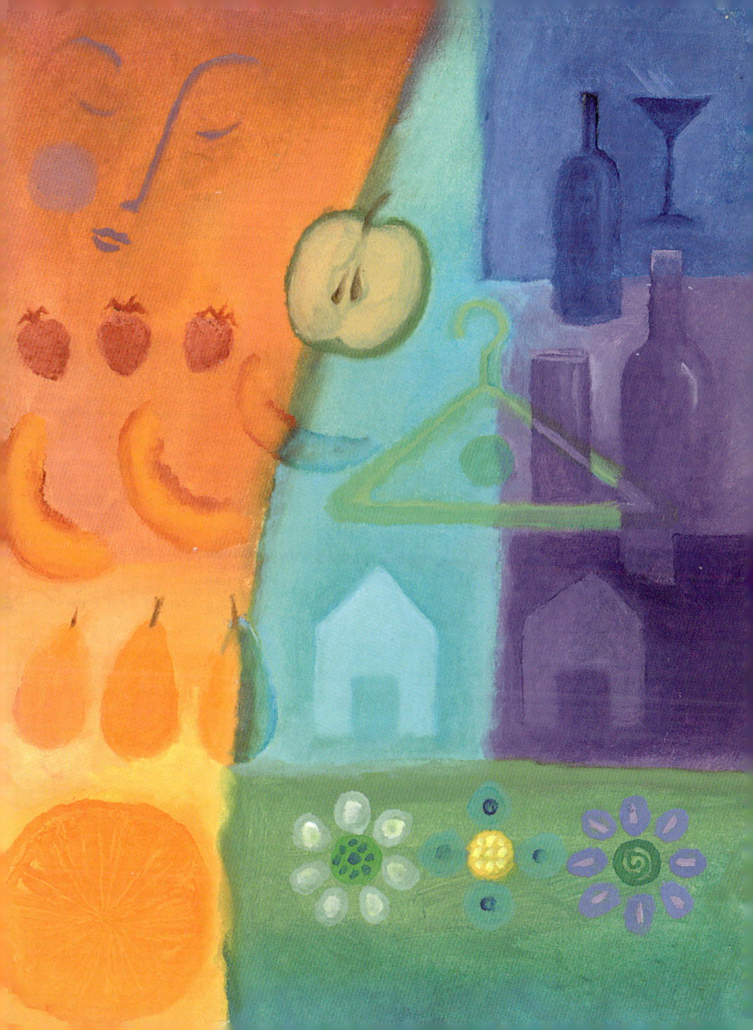

Couleur des uniformes

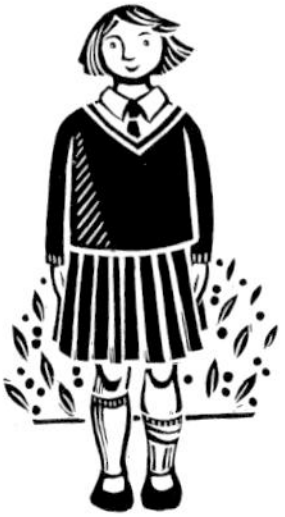

Uniformité

La plupart des uniformes scolaires sont généralement des couleurs de la conformité : bleu, gris, marron et noir.

À travers l'histoire, les propriétés de la couleur ont été utilisées par les vêtements afin de renforcer les gens dans leurs rôles traditionnels dans la société. La royauté, les hauts membres du clergé, et les juges, par exemple, endossaient généralement du violet, couleur de la noblesse, de la dignité, et de la plus haute forme d'expression libre. La couleur des uniformes, quels qu'ils soient, indique les qualités requises dans le travail de celui qui le porte.

Par exemple, l'armée a toujours eu un penchant pour le rouge, surtout pour les parades, couleur du courage, de l'action et de l'agressivité. C'est également la couleur du sang qui coule pendant un combat. Le bleu, couleur de la mer, est la couleur des uniformes marins, à tel point que le bleu marine est lui-même une couleur. Le gris, ou gris-bleu, est la couleur des uniformes de la Royal Air Force, ainsi que celle des avions, et du ciel dans lequel ils volent. Au regard des uniformes, nous pouvons dire le rôle des personnes qui les portent ainsi que les qualités requises afin d'assurer leur travail.

Le noir, couleur de l'autorité et du pouvoir, est porté par la police qui doit faire respecter la loi ; c'est également la couleur des robes portées par certains ordres religieux. Dans ce cas, le noir représente la fermeture au monde extérieur pour se concentrer sur des problèmes plus spirituels.

Le monde des affaires

Le bleu et le gris portés par de nombreux hommes et femmes d'affaires (une autre forme d'uniforme) donne une impression de sobriété et de fiabilité. Nous avons le sentiment de pouvoir confier sans problème notre argent ou nos affaires à ces personnes. La couleur des uniformes portés par le personnel de nombreuses entreprises est attentivement choisie en fonction de ses qualités: l'orange pour l'enthousiasme et la vitalité, le rouge et le jaune pour l'énergie et la motivation, le vert pour la santé, etc.

Uniformes scolaires

Même la couleur des uniformes portés par certains écoliers (bleu, gris, marron, noir, etc.) est choisie pour encourager la conformité plutôt que refléter les énergies des individus. Étant donné les contraintes imposées par notre travail sur la couleur que nous devons porter, il n'est guère étonnant que la première chose que nous fassions une fois chez nous soit de mettre une couleur qui nous ressemble plus.

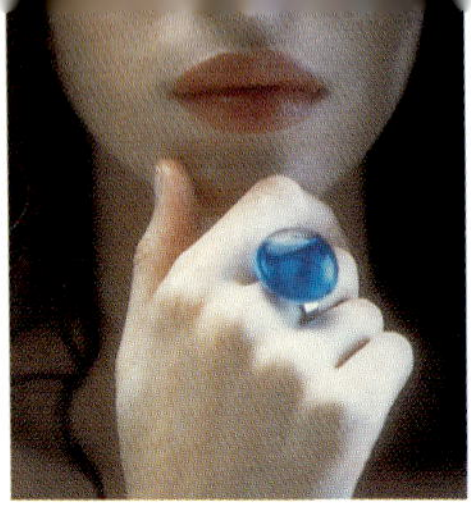

Touche personnelle

Même si vous portez un uniforme au travail, ou une tenue qui répond aux attentes des autres, rien ne vous empêche d'ajouter un petit accessoire (une cravate, un foulard ou une ceinture) d'une couleur que vous aimez.

QUELLE COULEUR PORTEZ-VOUS ?

Le tissu des habits que nous portons agit comme un filtre pour que la couleur soit absorbée par la peau. Par exemple, si vous portez une chemise verte, vous prenez les propriétés du vert (sentiment d'harmonie et d'ouverture avec votre environnement, etc.). Il est donc important que les couleurs de votre garde-robe reflètent ou améliorent vos énergies naturelles, qui changent bien sûr tous les jours.

Ce que vous ne portez pas

Réfléchissez à la couleur que vous ne portez jamais, qui ne fait pas partie de votre garde-robe, et à ses propriétés particulières. Reportez-vous à la partie Couleurs du spectre, pages 22 à 93 pour vous rafraîchir la mémoire sur les couleurs. Si, par exemple, vous ne portez jamais de rouge, est-ce parce que vous êtes de nature rouge et n'avez pas besoin de cette énergie, manquez d'énergie, de confiance, d'initiatives ? Si vous faites partie du deuxième cas, le rouge pourrait vous aider à développer ces qualités.

Questionnaire

Quelle couleur portez-vous sans arrêt ?

Comment vous sentez-vous dans ces couleurs ?

Comment réagissent les autres à cette couleur ?

Quelle couleur ne portez-vous jamais ? Pourquoi ?

Quelle couleur portez-vous aujourd'hui ? Pourquoi ?

Quelles couleurs prédominent dans votre garde-robe ?

Quelles couleurs ne font pas partie de votre garde-robe ?

De quelles couleurs sont les vêtements que vous ne portez plus ?

Quelle couleur aimeriez-vous mais ne le faites pas porter ? Pourquoi ?

Avez-vous récemment acheté une nouvelle couleur ? Pour quelle raison ?

Foncé, vif ou neutre ?

Nous portons généralement des couleurs foncées lorsque nous nous sentons faibles, physiquement ou émotionnellement, des couleurs vives inversement et des couleurs neutres lorsque nous sommes fatigués voulons ralentir un peu. Le questionnaire ci-contre est conçu pour vous faire réfléchir aux couleurs que vous ne portez pas. Prenez donc un petit instant pour y répondre.

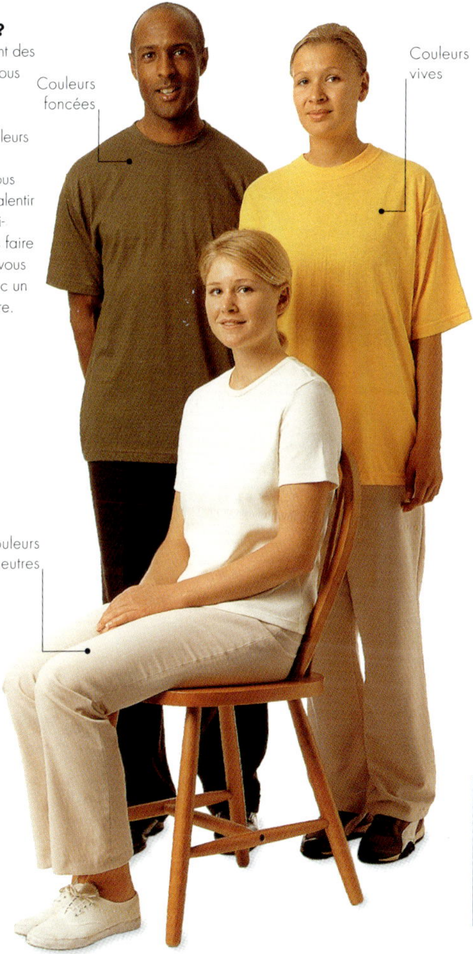

Votre couleur naturelle

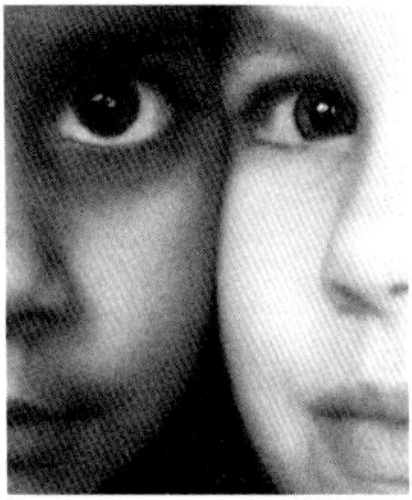

Couleur de peau
Les couleurs qui se marient bien à votre couleur de peau influencent votre choix en vêtements.

Consciemment ou non, nous choisissons souvent la couleur de nos vêtements en fonction de notre couleur naturelle, celle de notre peau, de nos yeux et de nos cheveux. Si les couleurs que nous portons ne vont pas avec cette couleur naturelle, nous ne sommes pas au mieux et les autres nous le font remarquer.

Johannes Itten, théoricien de la couleur, a classé les gens en fonction des saisons, le printemps, l'été, l'automne et l'hiver. Même si certains n'appartiennent pas à une catégorie à proprement parler puisqu'ils peuvent être métisses ou avoir coloré leurs cheveux (voire même leurs yeux avec des lentilles de couleur), ces saisons sont un guide utile pour savoir quelles couleurs nous vont le mieux et dans lesquelles nous nous sentons bien. Lisez la suite pour découvrir quelle saison vous correspond et quelles couleurs vous vont le mieux.

« Printemps » et « été »

Les personnes « printemps » ont une peau généralement rose/ivoire (le teint de pêche des Anglais est typique), des yeux verts ou bleus et des cheveux blonds ou châtain clair. Les rose, pêche, citron, crème et vert leur vont bien. Ces personnes sont vivantes, extraverties et enthousiastes.

Les personnes « été » ont également une peau claire et un teint rose, avec des yeux bleus, gris ou noisette, et des cheveux clairs. Le bleu et le rose sont les couleurs qui leur vont le mieux sont le bleu et le rose. Les « été » sont dignes de confiance, coopératifs, sensibles et serieux.

« Automne » et « hiver »

Les peronnes de la catégorie automne ont la couleur naturelle de la saison (rouge, marron et or). Leur teint va du doré au cuivré, parfois de hâlé, et elles ont souvent des taches de rousseur. Leurs yeux sont verts ou marron et leurs cheveux vont du rouge au marron. Les couleurs qui leur vont bien sont les riches couleurs d'automne (orange, jaune, brun-roux).

Les personnes « d'hiver » ont un teint olivâtre ou foncé, des yeux de différents tons de marronet et des cheveux foncés. Des couleurs vives comme le rouge, le vert ou le violet leur vont bien, comme le noir et le blanc.

Les saisons chinoises

Dans la médecine chinoise traditionnelle, à chaque saison correspondent une couleur et un élément, associés aux parties du corps. Chaque type de personne a donc une faiblesse dans certaines parties du corps. Pour les personnes appartenant à l'hiver, ces parties comprennent notamment le système urinaire ; pour les personnes du printemps, le foie ; celles d'été, le coeur ; enfin, celles d'automne, les poumons.

COULEURS DES VÊTEMENTS DE LOISIRS

Alors que nos tenues de travail sont conformes aux couleurs de l'entreprise ou de l'institution qui nous emploie, une fois en dehors du travail, nous pouvons porter les couleurs que nous aimons. Cependant, certaines couleurs sont plus appropriées à certaines activités. Quels que soient vos loisirs, les couleurs que vous portez à ce moment peuvent non seulement aider à refléter votre humeur mais elles peuvent aussi aider à la créer.

Détente

Si vous venez de passer la journée en tenue foncée, vous aurez probablement envie de mettre des vêtements de couleur plus claire et plus douce Le bleu vous apaisera, alors que le rose vous donnera un bon sentiment de vous-même. Le gris apporte un sentiment d'espace et convient parfaitement si vous avez envie de rêvasser.

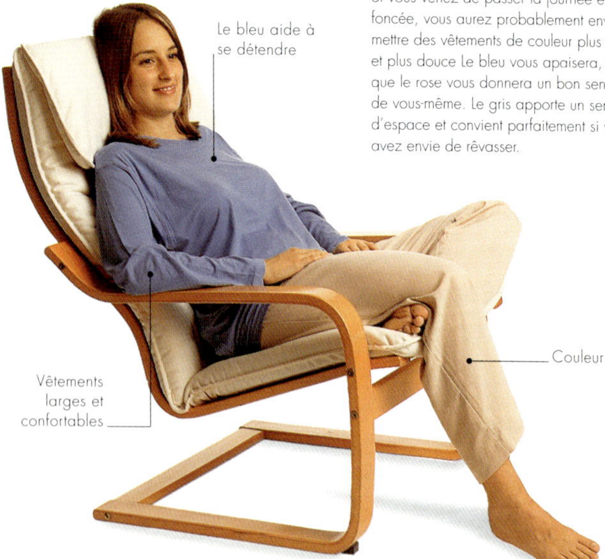

Couleurs sociables

Les couleurs de l'extrémité chaude du spectre sont excellentes si vous sortez après le travail et si vous souhaitez un petit coup de pousse.

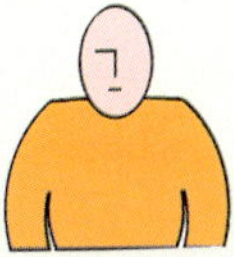

Rouge ou orange

Le rouge vous donnera la confiance nécessaire pour aller vers des inconnus, et l'orange vous donnera un esprit de fête.

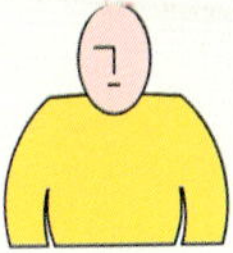

Jaune

Le jaune vous incitera à communiquer.

Regain d'énergie

Si vous faites partie des personnes qui aiment aller à la gym ou courir après le travail, vous souhaiterez peut être vous changer en une couleur énergétique comme le rouge ou l'orange, surtout si vous avez eu une journée épuisante. Ces couleurs vous redynamiseront pour les exercices physiques ardus.

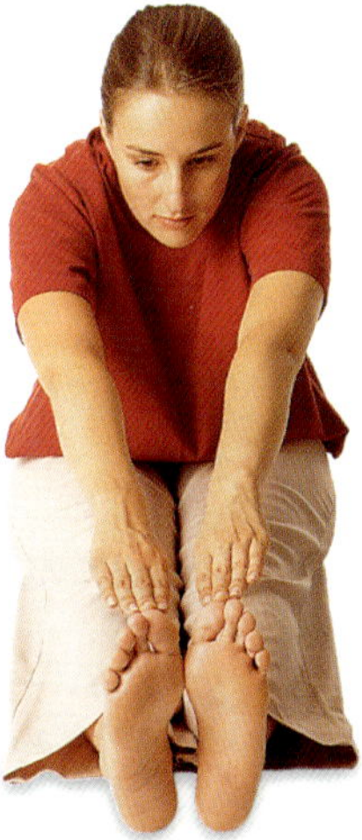

Stimulation mentale

Si vous avez l'intention de passer la soirée à étudier, pour un examen par exemple, vous pouvez mettre du jaune pour stimuler votre esprit.

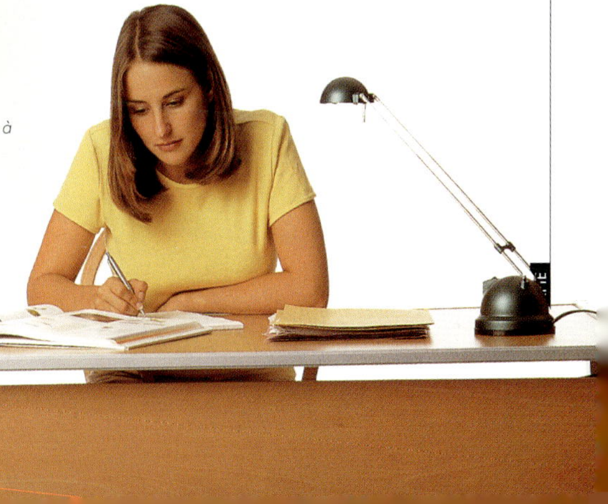

Les fibres naturelles et synthétiques

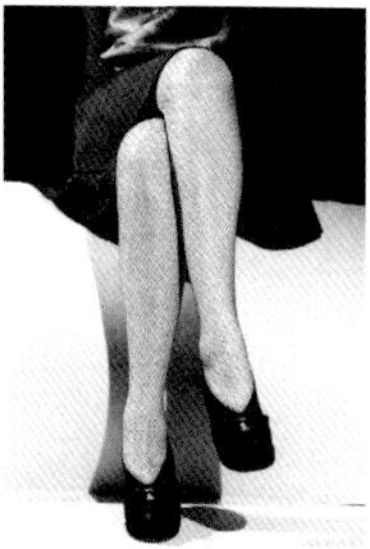

Matière synthétique
De nombreux vêtements sont aujourd'hui en matière synthétique, mais ils empêchent la peau de respirer.

La couleur que nous portons est importante pour notre bien-être, comme la qualité du tissu. Un tissu naturel nous apportera une sensation très différente d'un tissu synthétique.

Les fibres synthétiques sont à la mode depuis la seconde guerre mondiale car elles permettent la fabrication en masse de vêtements à des prix très compétitifs. Le nylon, première fibre synthétique à avoir été découverte et aujourd'hui la plus connue, est devenu synonyme de l'un des produits pour lesquels il est employé, les bas. Les fibres synthétiques sont cependant produites en traitant chimiquement des matières premières telles que la laine et des extraits du pétrole, qui empêchent la peau de respirer. De plus, la lumière ne traverse pas le tissu de la même manière que les fibres naturelles.

Soie

La plus sensuelle des fibres naturelles est sans doute la soie, et après des siècles d'existence, elle est toujours considérée comme un tissu de luxe. La soie est une substance secrétée par certaines espèces de chenilles. Pendant des siècles, la Chine, son principal producteur, a gardé sa production secrète. Hormis sa brillance et sa douceur au toucher, la soie possède une autre qualité majeure : ses fibres reflètent la lumière comme un prisme et son haut pouvoir absorbant, lui permet d'être colorée de diverses couleurs. Ces qualités en font un des tissus les plus efficaces pour transmettre l'énergie des couleurs.

Le coton

Le coton est l'une des fibres textiles les plus connues et son histoire remonte à des siècles. Produit du cotonnier, c'est un tissu frais, pur et très confortable. Son emploi est très souple car il peut être tissé et coloré de toutes les couleurs. Il laisse la peau respirer e la lumière atteindre la peau.

La laine

La laine est une fibre fabriquée à partir de poils d'animaux, elle inclut l'alpaga, le mohair, le cachemire et la laine de chameau. Sa fabrication était une industrie très importante dans l'ancienne Babylone et en Mésopotamie. Elle contient de minuscules poches d'air qui isolent le corps et se colore facilement. Enfin, elle laisse passer la lumière et le corps absorber les couleurs.

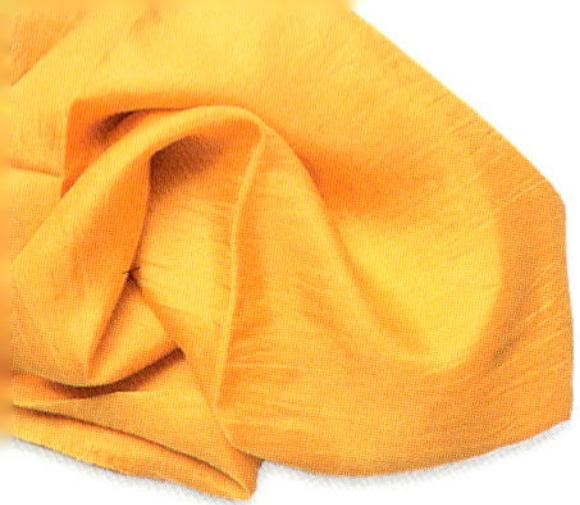

L'art de la présentation
Si vous devez faire une importante présentation et par conséquent vous exprimer clairement afin de faire passer votre message, essayez d'ajouter une touche de jaune à votre tenue.

COULEURS POUR LE TRAVAIL

La couleur que vous portez pour travailler dépend, dans une certaine mesure, du code vestimentaire de l'entreprise (le choix a toujours été plus étroit pour les hommes ; les femmes peuvent généralement porter des couleurs beaucoup plus vives. Cela est cependant en train de changer. Les points les plus importants sont votre carrière et l'impression que vous souhaitez donner.

Contact
Si votre travail implique que vous traitiez souvent avec d'autres personnes, il est conseillé de porter des couleurs chaudes et douces. Les couleurs rose et pêche aideront par exemple à vous sentir à l'aise. Le vert, le bleu et le turquoise sont également d'excellentes couleurs car elles vous aideront compatir et vous donneront un aperçu des problèmes des autres.

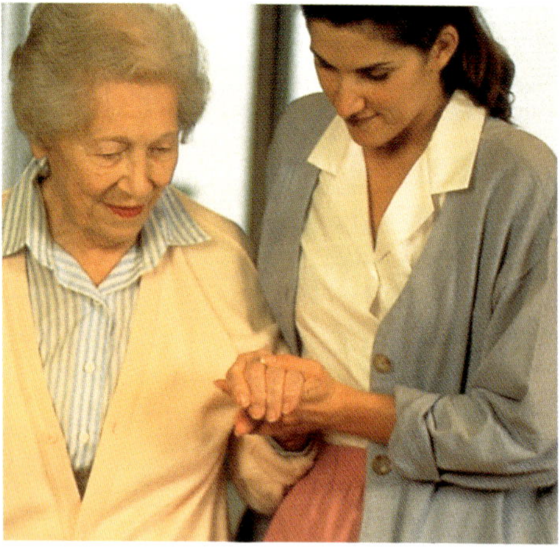

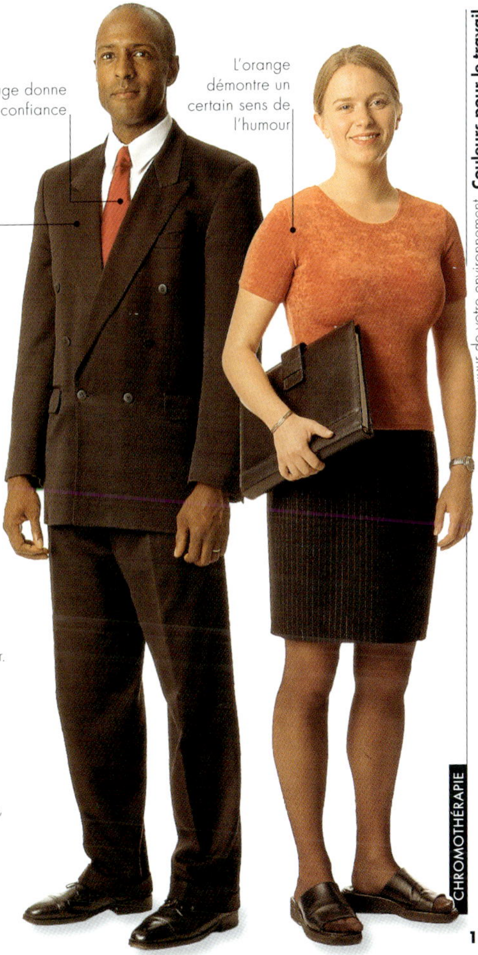
Le rouge donne confiance
Le noir dénote le pouvoir et l'autorité
L'orange démontre un certain sens de l'humour

Leadership

Si vous êtes dirigeant, vous choisirez peut-être de porter du noir, qui transmet l'autorité et le pouvoir. Il peut cependant aussi intimider, il est donc préférable d'ajouter à votre tenue un accessoire de couleur. Le rouge encouragera votre équipe à avoir confiance en votre leadership alors que l'orange montrera la jeunesse de votre coeur et votre sens de l'humour.

Tenue appropriée

Quel que soit votre travail et votre planning pour la journée, prenez le temps de choisir la couleur appropriée le matin ; cela pourrait faire toute la différence durant la journée.

Les couleurs que vous ne portez pas

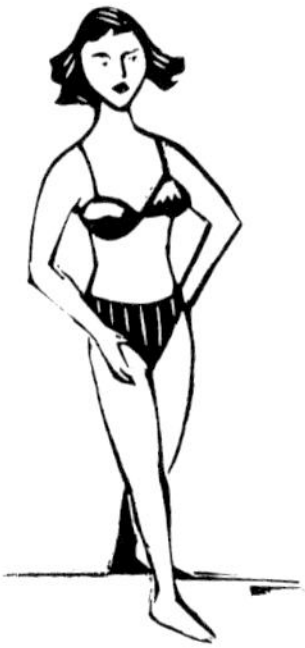

Sous-vêtements
La couleur de vos sous-vêtements peut également vous aider à vous sentir comme vous le désirez.

La couleur que vous ne portez pas pourrait être celle sur laquelle vous concentrer. Il se peut que vous vous en soyez lassé ; elle représente une période de votre vie aujourd'hui derrière vous et c'est pourquoi vous ne voulez plus porter cette couleur. Si vous possédez un tas de vêtements que vous n'avez pas porté depuis un an, parce qu'il ne vous vont plus ou ne sont plus à la mode, que vous ne les aimez pas ou n'aimez plus la couleur, alors débarrassez-vous en. Donnez-les à une oeuvre de charité ou à un ami pour qu'ils n'encombrent plus votre vie.

Les couleurs qui se défendent

D'autre part, vous avez peut-être tendance à exprimer les qualités négatives que représente la couleur. Il peut s'agir du jaune : lorsque cette énergie fonctionne bien sur vous, vous avez les idées claires, de l'imagination et vous communiquez avec les autres. Dans le cas contraire, vous cherchez toujours les autres et êtes cynique, ce qui ne vous rend pas populaire. Votre peau n'est peut-être pas faite pour le jaune (il convient mieux aux peaux foncées) mais rien ne vous empêche de porter une touche de jaune (par exemple un foulard) pour vous aider à développer les qualités positives de la couleur.

Compromis de couleurs

Si vous détestez une couleur à tel point de ne pas pouvoir vous voir dedans, portez-la sur vos sous-vêtements. Par exemple, vous n'arrivez peut-être pas à porter de rouge, mais souhaiteriez être plus sûr de vous au travail. Essayez les sous-vêtements rouges pour vous aider à vous défendre. Ils vous tiendront chaud !

Vous pouvez également porter un ton rabattu ou dégradé d'une couleur que vous n'aimez pas : rose ou magenta pour remplacer le rouge, abricot ou pêche au lieu du orange et lilas ou lavande pour le violet. Le ton de remplacement choisi n'aura pas un effet aussi accentué que la couleur elle-même, mais il influencera tout de même la façon dont vous vous sentez.

Il est cependant important de ne pas porter une couleur que vous n'aimez pas simplement parce qu'elle est à la mode : suivez votre coeur au lieu de faire ce que dicte la mode (et cela vaut aussi pour le choix des habits).

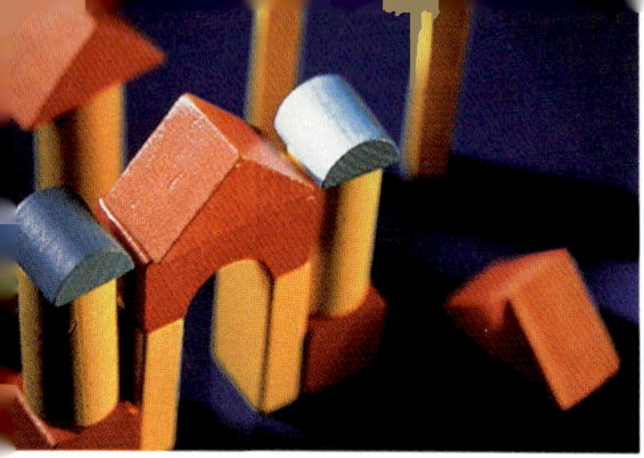

Boîte de construction
Observez votre environnement avec un regard neuf et réfléchissez à la couleur avec laquelle vous vivez, car elle reflète réellement la couleur que vous êtes.

LA COULEUR AVEC LAQUELLE VOUS VIVEZ

Notre maison est le lieu où nous nous réfugions du monde extérieur ; nous rentrons après le travail, nous y mangeons, dormons, faisons l'amour, nous détendons en famille et entre amis, et nous rétablissons après une maladie. Pour résumer, c'est là où nous passons une grande partie de notre vie. Il est donc important que la couleur présente dans cet environnement nous soutienne au niveau physique, émotionnel, mental et spirituel.

Transformations des couleurs
Vous n'avez peut-être pas assez réfléchi aux couleurs qui vous entourent ; vous vivez peut-être depuis des années dans les mêmes couleurs, n'ayant jamais vraiment pris le temps de savoir si elles reflètent vraiment votre personnalité. Vous pouvez en même temps être conscient de ne pas aimer une pièce particulière parce qu'elle est trop petite, trop sombre ou trop froide. La couleur peut aider à transformer un tel environnement, en changeant une pièce que vous évitez ou utilisez comme débarras en un espace qui vous soutienne quel qu'y soient vos activités.

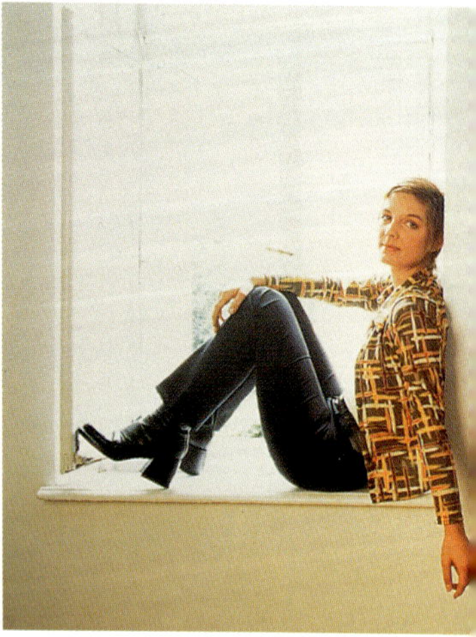

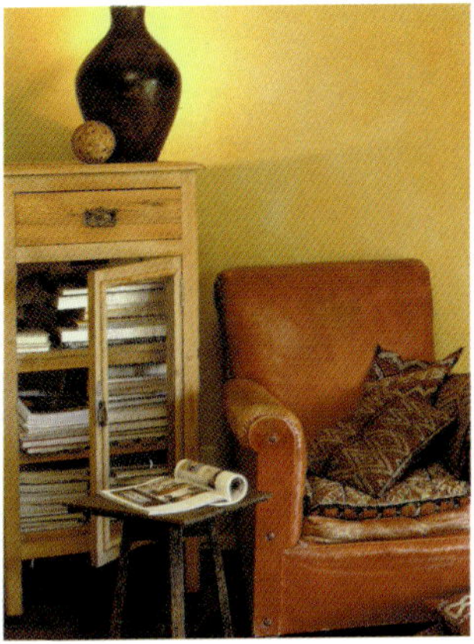

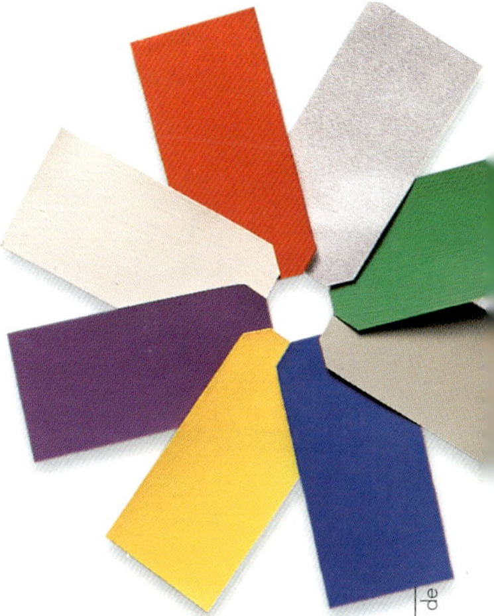

Échantillon de couleurs

Pour vous donner des idées, faites le tour de votre maison avec un échantillon de couleurs en main.

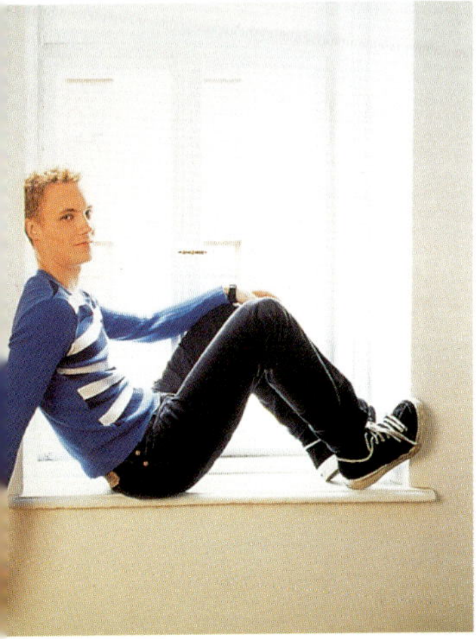

Suivez votre instinct

Il n'est pas nécessaire de dépenser une fortune chez des designers d'intérieur ou en achetant des articles de décoration pour faire ressembler votre maison à ce que voulez. Vous trouverez de la peinture bon marché et n'importe qui peut prendre un pinceau et peindre un mur. L'important est de choisir la couleur que vous voulez ; pas celle qui est à la mode ni celle que l'on vous conseille. Choisissez votre couleur préférée, une couleur qui vous reflète à un un moment donné de votre vie peut-être une que quelqu'un d'autre ne peut pas supporter.

Quelles couleurs vous entourent ?

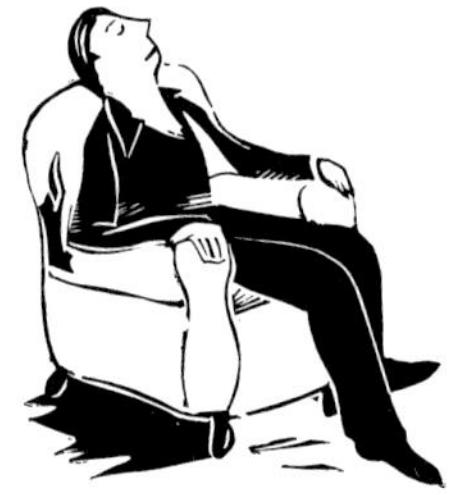

Notez
Faites le tour de votre maison et notez toutes les couleurs.

Prenez quelques instants pour répondre au questionnaire de la page suivante. Vous pouvez aussi faire le tour de votre maison ou appartement, en observant autour de vous les couleurs et en réfléchissant aux questions posées. Regardez le plafond, le sol ainsi qu'autour de vous. Notez également les couleurs des meubles, des tableaux et des livres sur les étagères. Observez votre réaction face à ces couleurs. Une couleur est-elle trop présente ? Une autre insuffisante ? L'effet général est-il trop foncé, trop clair, trop vif ou trop terne ?

Il se peut qu'en faisant le tour, une couleur vous vienne à l'esprit. Prenez-en note car vous en avez peut-être besoin à ce moment de votre vie, pour refléter un changement en vous ou de circonstances. Vous travaillez peut-être désormais chez vous au lieu de vous rendre à un bureau, ou quelqu'un a peut-être emménagé ou déménagé.

Le but de la pièce

Vous devez aussi prendre en compte le but de chaque pièce et si la couleur d'ambiance est adaptée. Prenez votre chambre par exemple. Comment y dormez-vous ? Vous réveillez-vous reposé le matin après une bonne nuit de sommeil ou êtes-vous encore fatigué après vous être réveillé au beau milieu de la nuit et ne pas être arrivé à vous rendormir ? Si vous êtes dans le deuxième cas, il se peut que votre chambre soit de l'une des couleurs de l'extrémité chaude du spectre, très stimulantes, alors que vous avez besoin d'un bleu calme et frais. Posez-vous ce même type de question pour chaque pièce. La salle à manger est-elle un endroit propice à la détente et à la communication ou plutôt aux querelles ? Travaillez-vous efficacement dans votre bureau ? Quelle couleur permettrait de changer les choses ? Reportez-vous a la partie Couleurs du spectre (pages 22 à 93) si vous doutez de la couleur à utiliser. Mais suivez avant tout votre intuition.

Questionnaire

Quelle couleur domine dans la pièce où vous vous trouvez ?

Comment vous sentez-vous dans cette pièce ?

Comment est-ce que les autres membres de votre famille ou amis se comportent-ils dans cette pièce ? Sont-ils agressifs ? Agités ou détendus ?

Est-ce une couleur que vous aimez ? Si non, pour quelle couleur opteriez-vous ?

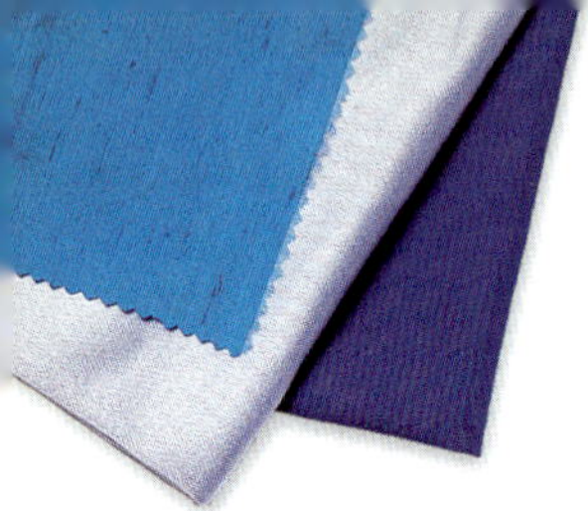

Couleurs complémentaires

Les couleurs peuvent être utilisées toutes seules mais également se compléter.

LE SALON ET LA CHAMBRE

Le salon est une pièce clé d'une maison: les occupants s'y réunissent, discutent, regardent la télévision, lisent et « traînent » en général. Cette pièce doit donc exécuter plusieurs fonctions, à prendre en compte pour la couleur d'ambiance.

Créer une ambiance

En réfléchissant à la couleur désirée, il est important de prendre en compte le type d'ambiance souhaité (calme et reposant ou chaleureux et accueillant). Si vous optez pour la deuxième ambiance, choisissez les couleurs chaudes du spectre, pêche ou abricot, deux tons dégradés du orange, couleur gaie et expansive. Ils se marieront bien au bleu, couleur complémentaire du orange. Cette association créera un environnement de détente conviviale. Vous pourrez accentuer l'effet en ajoutant des coussins, tapis ou tableaux de différents tons des deux couleurs.

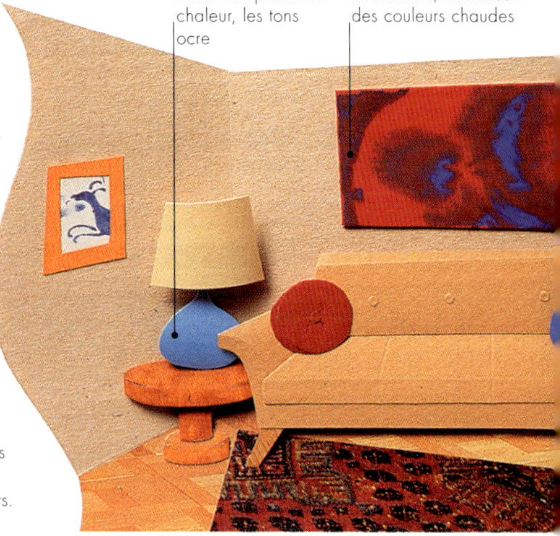

Les accessoires bleus complètent la chaleur, les tons ocre

Pour un salon accueillant, choisissez des couleurs chaudes

Une pièce reposante

La chambre est une autre pièce clé puisque nous y dormons, faisons l'amour, pensons, lisons et éventuellement écrivons. C'est essentiellement une pièce personnelle, que vous vous y retiriez pour être seul ou en privé avec quelqu'un. Cette pièce doit donc être décorée des couleurs qui vous reflètent, peut-être davantage que les autres pièces.

Tout d'abord, les couleurs choisies doivent être apaisantes pour pouvoir bien dormir. Le rose est très populaire pour les chambres car c'est une couleur douce et vous fera vous sentir soutenu. Vous pouvez aussi choisir des tons dégradés de blanc au lieu du blanc lui-même qui peut faire légèrement clinique (voir pages 80 et 81). Le bleu est une couleur tranquille mais n'est pas conseillé si votre chambre est froide car il ne fera que renforcer cet aspect.

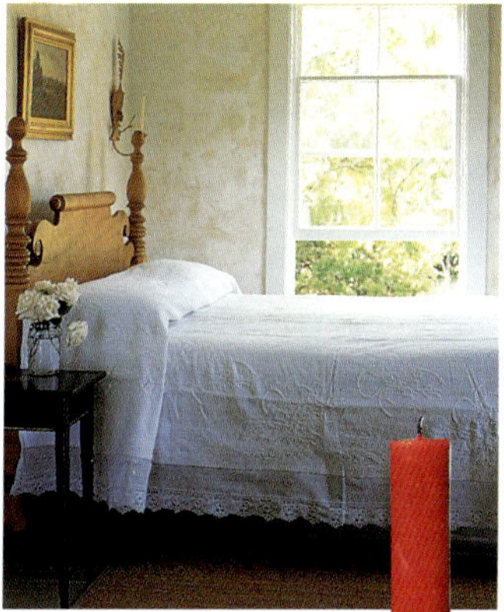

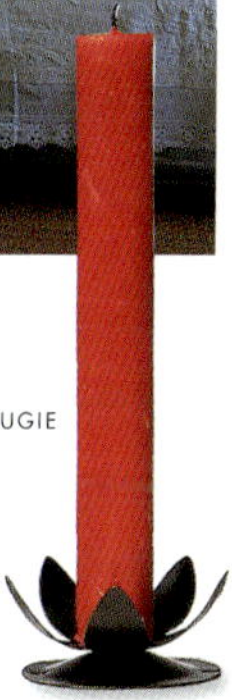

BOUGIE

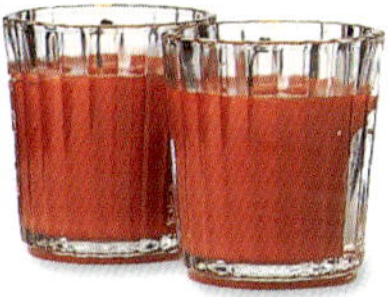

BOUGIES PARFUMÉES

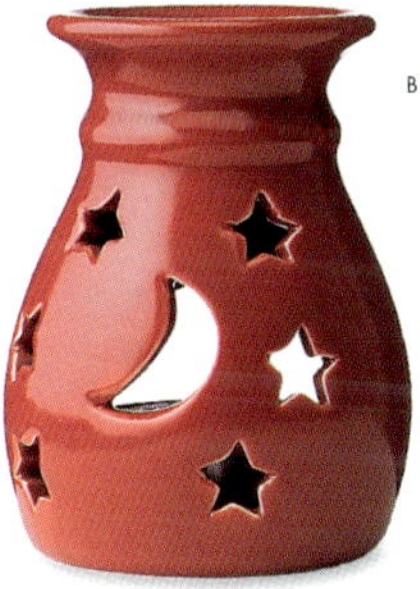

BRÛLE-PARFUM

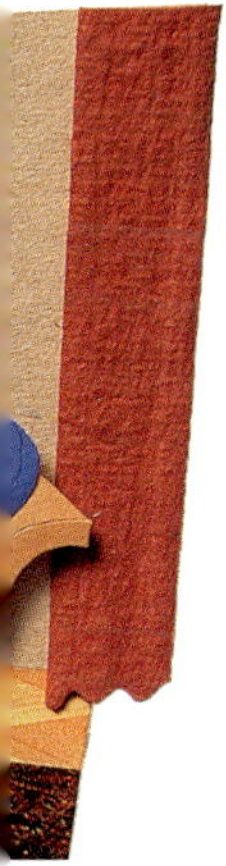

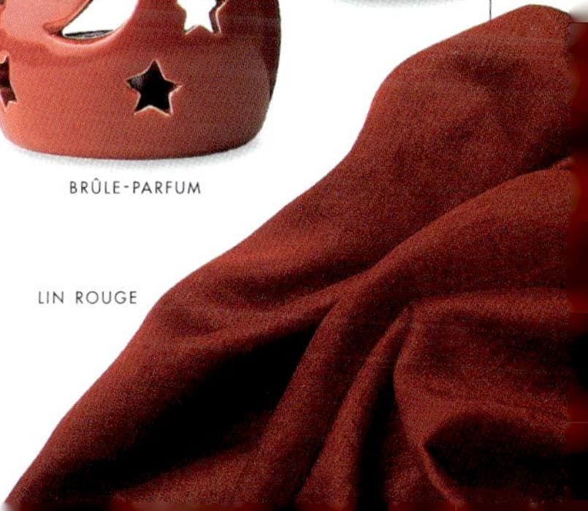

LIN ROUGE

Touches ardentes

Si vous souhaitez créer un cadre pour une nuit d'amour passionnée, ajoutez du rouge au décor, même des elle est préférable sur les draps, les bougies ou des spots colorés, sinon vous risquez de ne pas bien dormir.

Espaces de liaison

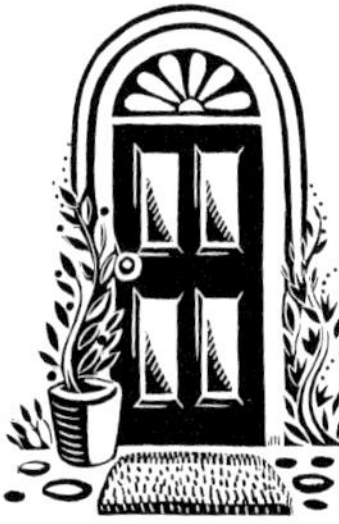

Impression
Même la couleur de votre porte d'entrée donnera une certaine impression aux visiteurs.

De nombreux autres espaces d'une maison servent à relier des espaces tels que le hall d'entrée, les escaliers, les étages et les couloirs. Ces espaces ne font pas que relier les différentes pièces ; ce sont également des endroits que l'on traverse pour se rendre d'une pièce à une autre de la maison, où l'on s'attarde à discuter ou se révéler rapidement de petits secrets. Ces espaces sont des lieux d'activité et la première chose que voient vos invités. Alors quelle impression souhaitez-vous donner ? Dramatique, chaleureuse, accueillante ou paradisiaque ? Les couleurs vibrantes et éclatantes de l'extrémité chaude du spectre sont très accueillantes et feront sentir vos invités chez eux. Si vous préférez créer un effet plus doux et intime, vous pouvez choisir des tons rabattus ou dégradés de ces couleurs, comme l'ocre-brun ou la rouille pour le rouge et l'orange, et le citron pour le jaune. Il est également important de porter une attention particulière à la couleur de la porte d'entrée. Certaines cultures peignaient leurs portes d'une couleur protectrice, comme le noir, le blanc, le violet ou le bleu.

Si, d'un autre côté, votre travail vous prend beaucoup de temps, vous avez peut-être simplement envie de fermer la porte sur le monde extérieur et de vous effondrer dans le lit. Si c'est le cas, des couleurs de l'extrémité froide du spectre vous aideront à vous détendre dès le seuil de la porte franchi.

Couleurs neutres

Les espaces de liaison sont généralement peints en couleurs neutres comme le blanc cassé, crème ou beige. Ces couleurs peuvent cependant créer une ambiance statique, où les invités hésiteraient à entrer, restant sur le pas de la porte.

Ces espaces de liaison sont parfois étroits, exigus, et n'offrent pas vraiment de lumière naturelle. Ils peuvent aussi être étouffants et froids. Diverses couleurs peuvent empêcher cet effet les couleurs pastels par exemple, peuvent créer un endroit spacieux et lumineux, alors que des couleurs riches et foncées en feront un espace plus intime. Un couloir froid peut être rendu plus chaud avec une couleur de l'extrémité rouge du spectre. Un palier étouffant sera rafraîchi par une couleur de l'extrémité bleue du spectre.

Feng Shui

Selon la pratique chinoise du Feng Shui, l'emplacement de vos escaliers affectent le chi (énergie) présent dans votre maison. Les escaliers ne doivent pas démarrer devant la porte d'entrée ; des escaliers en courbe sont préférables en colimaçon déconseillés ; les marches doivent être solides et toujours couvertes.

Couleurs vives

Une cuisine aux couleurs vives sera chaleureuse et accueillante.

LA CUISINE ET LA SALLE DE BAIN

La cuisine et la salle de bain sont deux pièces très différentes de par leur fonction. La cuisine est non seulement le lieu où l'on cuisine mais également où la famille se rassemble pour le repas et où nous recevons les amis. La salle de bain est une pièce beaucoup plus privée dans laquelle nous aimons nous retirer pour un long bain chaud après une journée épuisante.

Coeur de la maison

La cuisine est le centre de la maison et ses couleurs doivent donc être choisies de manière à refléter la chaleur et la convivialité. Le rouge énergisera ; l'orange ouvrira l'appétit et facilitera la digestion ; le jaune encouragera la communication. Le rouge nous ramène également sur terre donc une cuisine avec un carrelage ocre-brun nous aidera à retrouver nos pieds après une journée passée devant l'ordinateur ou en rendez-vous. La cuisine offre aussi de nombreuses occasions d'ajouter une couleur complémentaire avec des saladiers de fruits de légumes, des plantes, la vaisselle, etc.

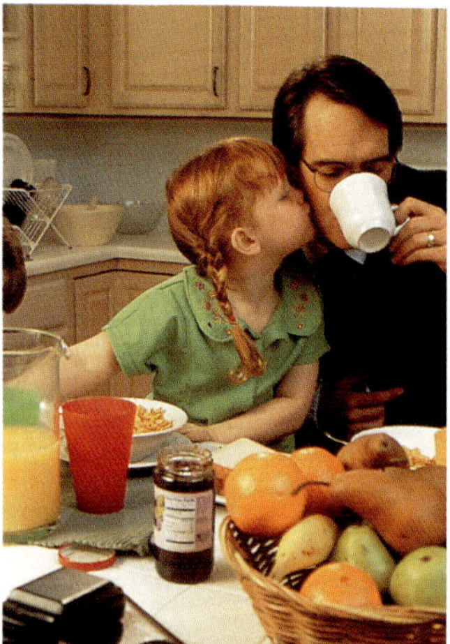

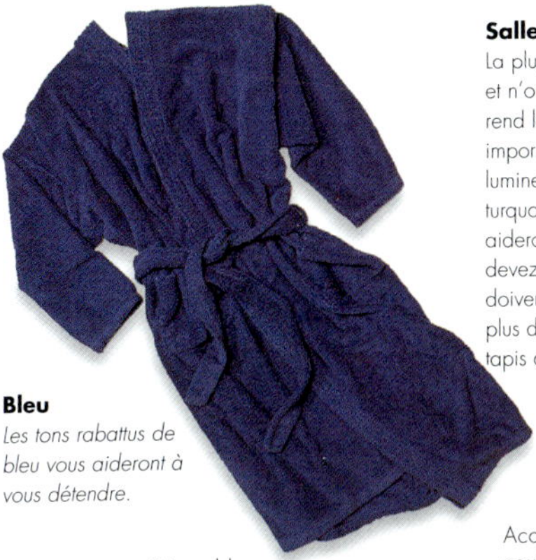

Bleu
Les tons rabattus de bleu vous aideront à vous détendre.

Salles de bain attirantes

La plupart des salles de bain sont minuscules et n'ont même pas de fenêtre. Cet aspect rend le choix de la couleur encore plus important car elle devra rendre la pièce plus lumineuse et plus grande, comme le bleu et le turquoise, couleurs de la mer, qui vous aideront à vous détende. Cependant, vous ne devez pas vous y sentir au froid. Ces couleurs doivent donc être associées à des couleurs plus douces et plus chaudes au niveau du tapis de bain, des serviettes ou du peignoir.

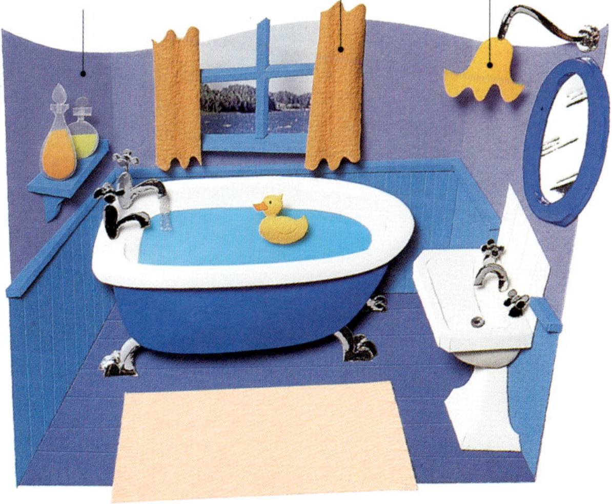

Les autres pièces

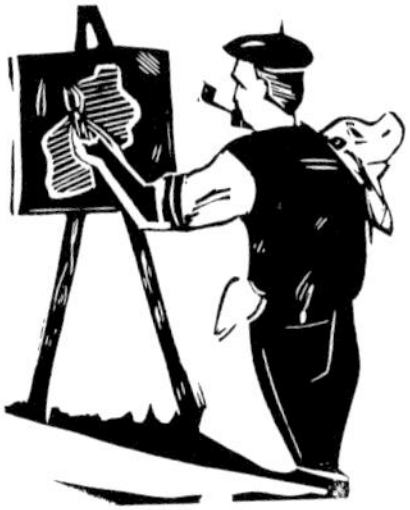

Travailler chez soi
La couleur de votre bureau peut faire toute la différence au niveau de votre travail.

La maison comporte bien sûr d'autres pièces, comme le bureau ou un jardin d'hiver. Le bureau peut se trouver au coin d'une autre pièce ou au grenier converti dans ce but. Il est souvent utilisé pour les loisirs, ou par les enfants pour faire leurs devoirs. Jusqu'à récemment, la présence d'une pièce entièrement consacrée aux passe-temps était considérée comme un luxe. Mais aujourd'hui, comme de plus en plus de personnes travaillent chez elles, cette pièce devient une nécessité.

Travailler chez soi

Même si vous n'avez pas assez de place pour consacrer une pièce entière à votre bureau, et le placer donc dans un coin d'une autre pièce, il faut tout de même réfléchir à la couleur qui vous inspirera et optimisera votre productivité.

Si, par exemple, votre travail est intellectuel plutôt que physique, et qu'il demande de la réflexion, de la lecture, de l'écriture et des idées, le jaune sera excellent pour stimuler votre esprit. Plus la couleur se rapproche de la lumière du soleil, plus votre esprit travaillera.

Si votre travail est de nature artistique, par exemple le dessin, la peinture ou la couture, alors vous voudrez probablement ajouter du violet autour de vous. C'est la couleur de l'inspiration créatrice, et elle permet de garder à distance les distractions du monde extérieur.

Si l'espace le permet, vous pouvez installer un coin pour vous reposer ou méditer. Dans ce cas, le bleu, le vert et le turquoise seront parfaits.

La chambre des enfants

Les enfants ont souvent besoin d'un coin bureau dans leur chambre, surtout en grandissant. En effet, avec l'âge, ils ont tendance à être attirés par les couleurs fortes et vives qui reflètent leur abondance d'énergie. Ces couleurs ne sont cependant pas propices au travail ; il vaut donc mieux diviser la chambre en deux et décorer l'espace bureau avec des couleurs plus pâles et plus douces qui les encourageront à se concentrer pour faire leurs devoirs.

Si votre enfant a des difficultés à dormir, assurez-vous que les couleurs de la chambre ne sont pas trop vives et excitantes.

Le pouvoir des motifs

Soyez vigilent lorsque vous achetez la literie pour une chambre d'enfant. Les vibrations des couleurs pénétreront l'aura d'un enfant endormi.

Faites également attention aux motifs. De larges dessins très colorés peuvent émettre des énergies négatives.

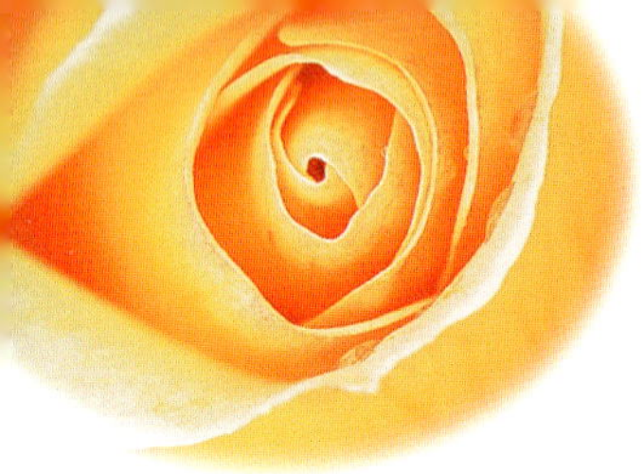

En harmonie avec la nature
Même s'il est petit, votre jardin peut être composé de couleurs qui changeront au cours de l'année pour refléter les saisons et vos humeurs.

COULEUR DU JARDIN

Les jardins sont des endroits très thérapeutiques, d'une part car ils nous permettent d'être en contact avec la nature et d'autre part grâce aux couleurs des plantes, des fleurs et des arbustes. Même si vous vivez en ville et ne pouvez vous vanter que d'un minuscule balcon en béton pour faire office de jardin, rien ne vous empêche de planter des fleurs de couleurs qui vous inspireront toute l'année.

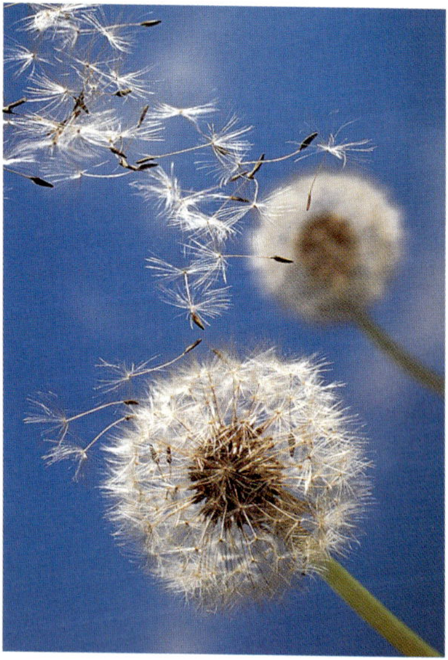

Couleurs des saisons
Les couleurs ne se divisent pas facilement en saisons, pas plus que les plantes. On peut cependant distinguer les couleurs pâles et prometteuses du printemps des couleurs brillantes de l'été, ainsi que des tons mourants de l'automne et des contrastes nus de l'hiver.

Saisons
Des changements dans le jardin vous permettront de rester en contact avec celui-ci.

Couleurs contrastées

Les couleurs complémentaires fonctionnent aussi bien dans le jardin que dans la maison.

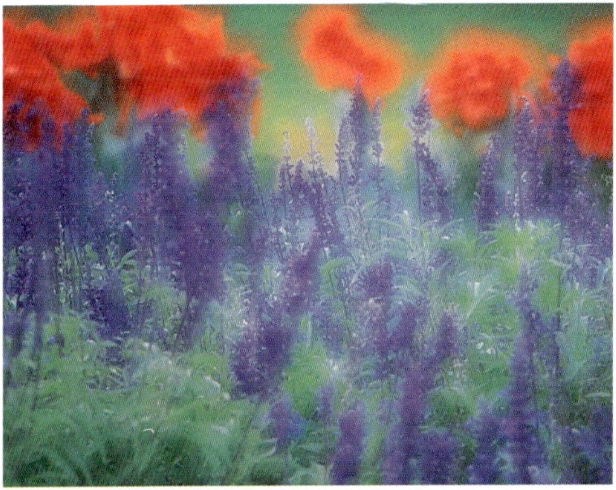

Couleurs chaudes

Les couleurs chaudes comme l'orange peuvent être un plaisir à regarder par temps maussade.

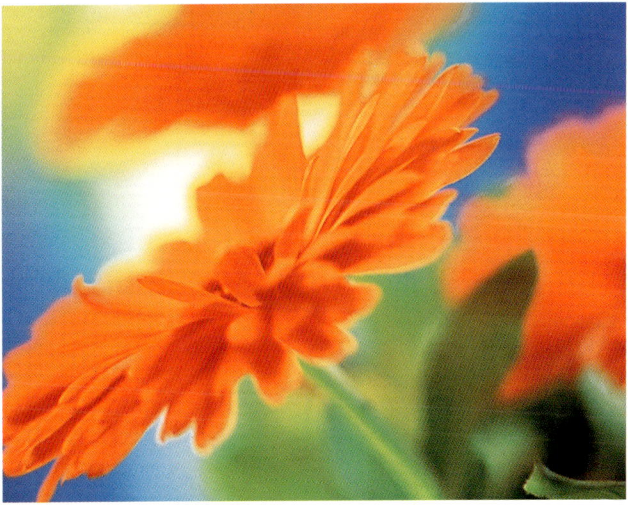

Les plantes et les fleurs du printemps

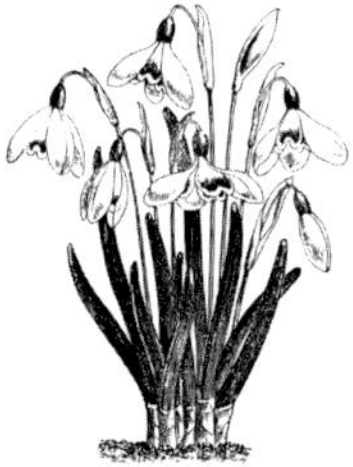

Un spectacle bienvenu
Après la nudité de l'hiver, les premières fleurs du printemps offrent un spectacle bienvenu.

Les plantes que nous associons sans doute le plus au printemps sont les perce-neige, dont les fleurs d'un blanc extrême contrastent avec le sol foncé et les arbres nus de la fin de l'hiver. Mais les perce-neige peuvent en fait fleurir jusqu'à cinq mois, de l'automne et l'hiver jusqu'au début du printemps. Cependant, après les longues journées sombres d'hiver, ils annoncent la lumière et nous les considérons comme des fleurs du printemps. Le magnolia symbolise également le printemps, que ce soit la variété à fleurs roses ou le stellata, le magnolia par excellence, appelé ainsi pour ses fleurs blanches en formes d'étoiles. Ces magnolias peuvent être plantés dans les plus petits jardins et sont biens à côté des camélias, surtout le « Donation ». Le feuillage vert attirant et les grandes fleurs roses des camélias sont un des plus beaux spectacles du printemps.

L'azalée

L'azalée, une sorte de rhododendron, fleurit également à la fin du printemps et peut être planté dans de gros pots. Il existe deux variétés, à feuillage persistant (également appelée azalée japonaise) ou caduque. La première se trouve dans la plupart des couleurs de l'arc-en-ciel (du blanc au rouge en passant par le rose, le vermillon, le bleu, le lilas et le violet. Les azalées à feuilles caduques ont les mêmes couleurs, plus, le jaune et l'orange. Le Rhododendron luteum donne une fleur dorée particulièrement parfumée.

Les bulbes du printemps

Le printemps ne serait pas ce qu'il est sans la jonquille, le narcisse, le crocus et la tulipe. Si votre jardin est suffisamment grand, vous pouvez créer un effet sauvage en dispersant les bulbes de façon désordonnée sous les arbres. En récompense, le printemps vous offrira un spectacle magnifique.

Il existe diverses variétés de crocus, allant du blanc au jaune or et au violet. Les couleurs des tulipes sont similaires et comprennent le blanc et le jaune, qui sont, plus que les autres, les couleurs du printemps. Certaines variétés de cyclamen blanc, rose du rouge fonce poussent également au printemps.

Jonquilles

Les jonquilles s'adaptent très facilement ; elles poussent à l'ombre comme en plein soleil. Plantez les bulbes dans une profondeur de deux fois leur taille, en les espaçant de 10 à 20 cm, du début à la mi-automne. Il est préférable de les planter en groupe. Laissez les feuilles tomber naturellement après la floraison.

Enflammé de couleurs
L'été est une saison où le jardin est rempli de couleurs offertes par les différentes plantes.

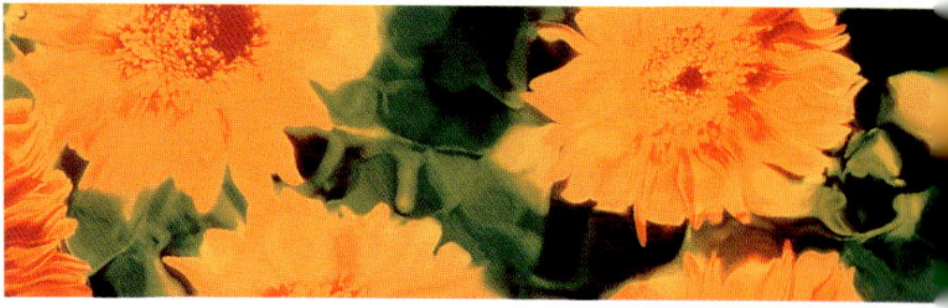

LE JARDIN EN ÉTÉ

L'été est une saison longue, de la fin du printemps au début de l'automne. Cette durée se reflète dans les couleurs, qui vont des tons pastels du printemps aux riches couleurs chaudes de l'automne. En pleine saison, la couleur du jardin prend vraiment forme, car une variété submergeante de plantes herbacées de toutes sortes et de toutes les couleurs ainsi qu'une myriade de verts sur les arbres apparaissent.

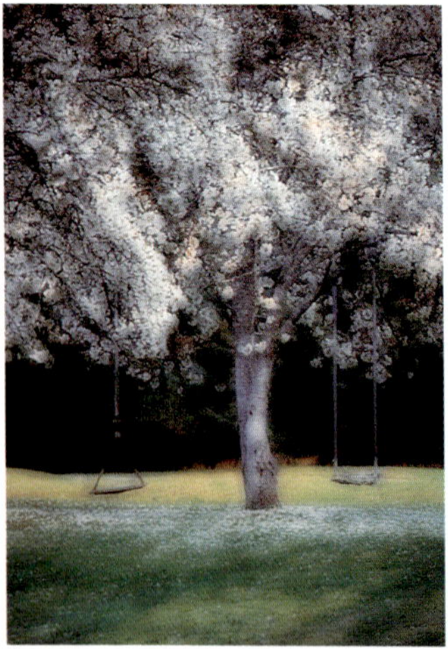

Bourgeonnement
Les premières roses apparaissent à la fin du printemps ainsi que de nombreux arbustes. Les géraniums commencent à bourgeonner et un tas de plantes produisent leurs premières fleurs.
Au début de l'été, les jours sont les plus longs et les plus clairs, et le jardin resplendit de toutes sortes de fleurs. Au milieu de l'été apparaissent les plantes grimpantes (les roses, les clématites et le jasmin) dans une variété de blancs, de roses et de bleus, alors qu'à la fin de l'été, les plantes tardives commencent à prendre le dessus. Il est temps de replanter au début de l'automne.

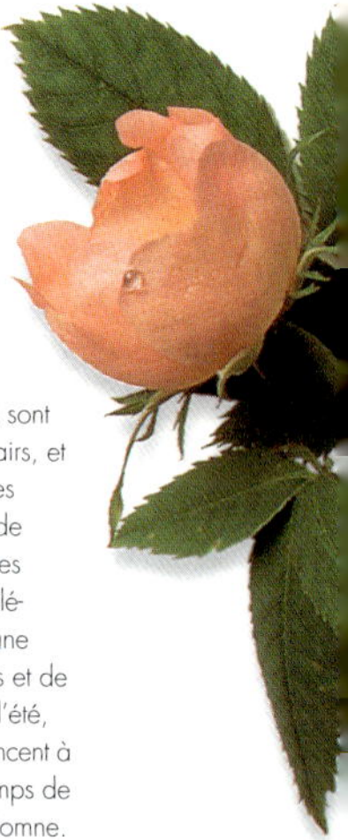

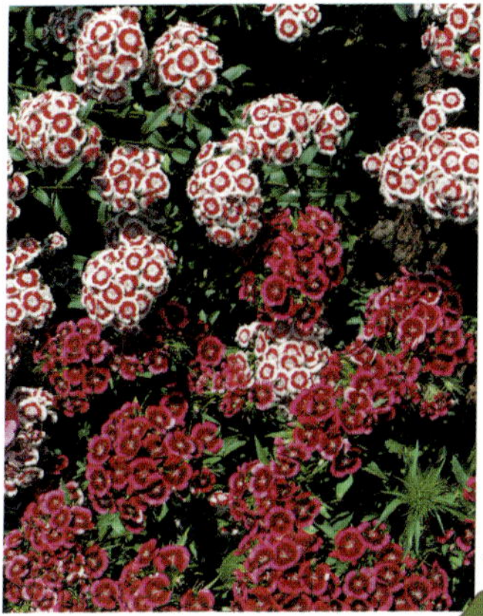

Plantes herbacées

Les plantes herbacées, pérennes, qui fleurissent pendant des années au moins, sortent en été.

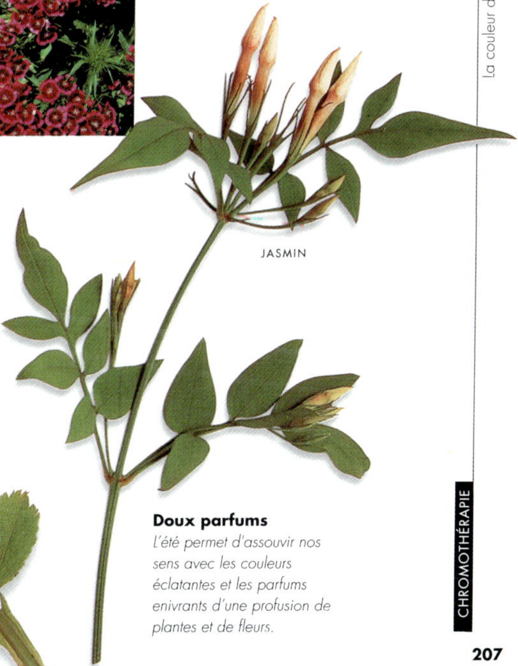

JASMIN

ROSE

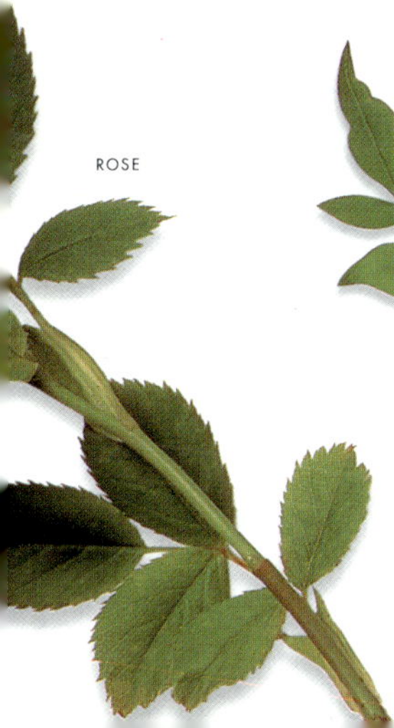

Doux parfums

L'été permet d'assouvir nos sens avec les couleurs éclatantes et les parfums enivrants d'une profusion de plantes et de fleurs.

Les plantes et les fleurs de l'été

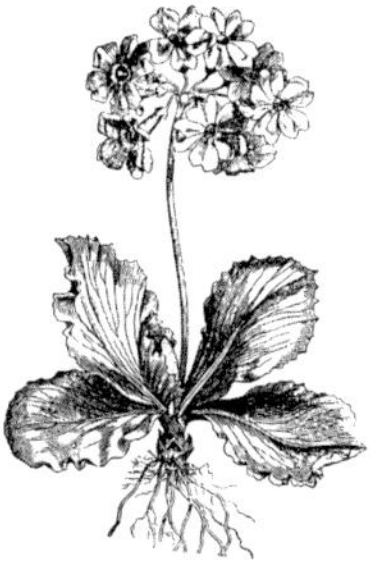

Primevère
La primevère pousse dans la plupart des jardins et repousse la fin de l'été.

La reine de l'été est la rose, dont les couleurs vont du rouge foncé au jaune et au blanc crème. Les fleurs peuvent être seules ou doubles, où les pétales sont regroupés en couches pour former une boule douce, et sensuelle. De nombreuses variétés ont un parfum divin, suffisant pour envoûter vos sens. Les roses sont généralement les plus belles du début au milieu de l'été, bien que certaines variétés fleurissent une deuxième fois, un peu plus tard dans l'année, mais en quantité moindre.

Un parfum plus subtil est émis par les petites et délicates fleurs rose-mauve du jasmin « Stephanense », qui pousse souvent à côté du jasmin blanc, fleuri tout l'été. La clématite est une autre plante grimpante populaire, dont les couleurs vont du rose clair et foncé au bleu, mauve et violet foncé.

La primevère fleurit tout au long de l'été en rouge vif, violet foncé, jaune et orange. Si vous avez de l'eau dans votre jardin, elles pousseront bien au bord, car elles fleurissent dans un mélange d'humidité et d'ombre.

Plantes herbacées

Elles comprennent les lupins, dont les hautes fleurs varient du blanc au bleu, rose, violet rouge et jaune, ainsi que les hémérocalles et les oeillets. Les oeillets de poète roses et rouges parfument le jardin, alors que les pavots d'Islande et de Californie d'un rouge, orange et jaune intenses l'éclaire.

L'hortensia

L'hortensia nous fait passer de l'été à l'automne et reflète le changement de saison au niveau des fleurs et des couleurs. La texture des fleurs peut être soyeuse comme cireuse, et leurs couleurs vont du bleu au vert clair, du rouge au marron et du blanc au blanc verdâtre. Il existe deux types d'hortensias, l'hortensia à fleurs plates et l'hortensia boule. Les hortensias boules adaptés aux petits jardins sont le bleu ciel « Vibraye » et l'hortensia nain « Pia », dont les fleurs rouges perdurent jusqu'en automne.

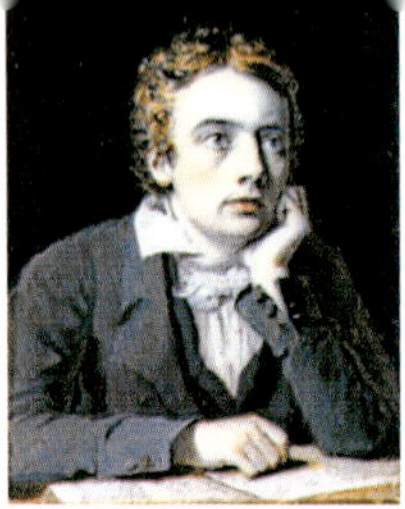

Keats

Le poète a écrit que l'automne était « la saison de la brume et de la fertilité calme ».

LE JARDIN EN AUTOMNE

Lorsque l'air se rafraîchit et que les feuilles commencent à changer de couleur, nous savons que l'automne pointe le bout de son nez. Ce qui est poignant à cette période de l'année, c'est le flamboiement de couleur des feuillages dernier spectacle de la nature avant que la lumière faiblisse et que l'hiver ne s'installe.

Les couleurs de l'automne

Se promener dans les bois en automne équivaut à s'offrir un flamboiement de rouge, orange, jaune, or, cuivre et brun-roux, accentué par le vert des conifères, de la fougère et de la mousse. Un jet de lumière qui traverse les arbres et illumine les nervures des feuilles offrent un spectacle intimidant.

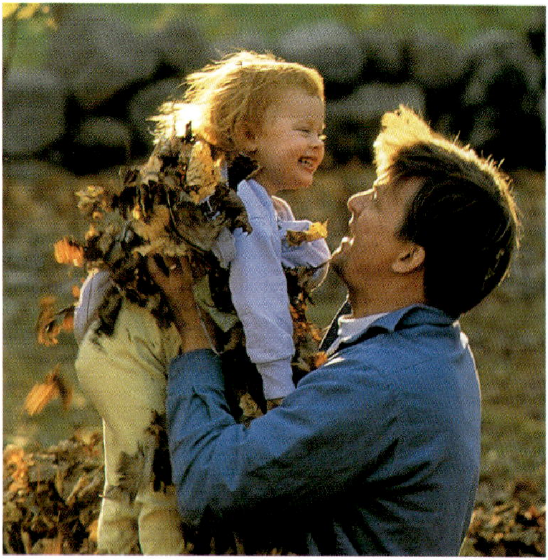

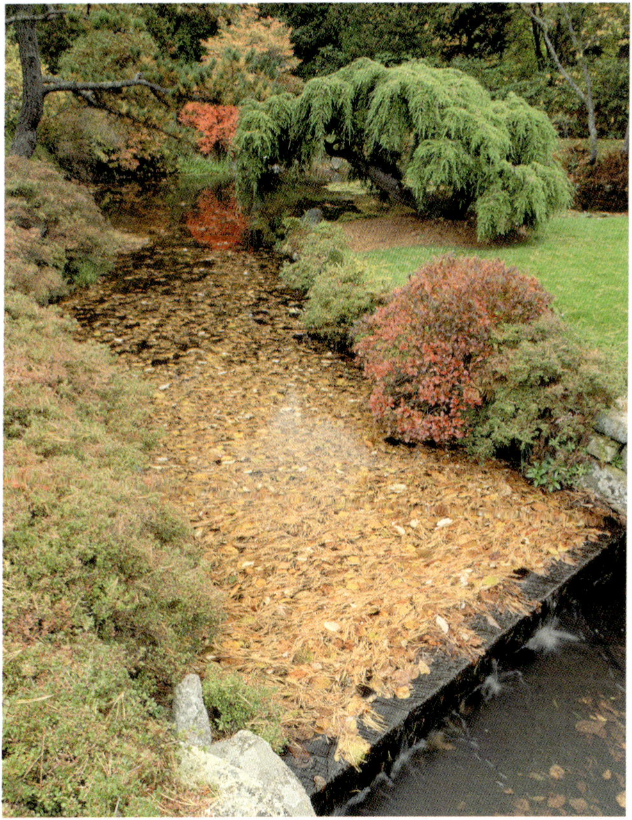

Transition

L'automne est une période de transition ; nous passons de l'été chaud à l'hiver nu, et réfléchissons au passé et à l'avenir.

Les plantes et les fleurs de l'automne

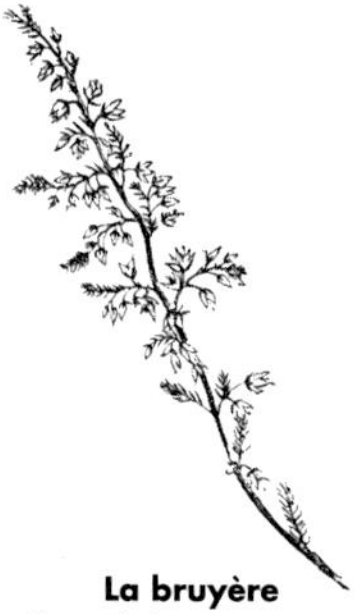

La bruyère
Les fleurs de bruyère en automne ont des couleurs assorties au feuillage des arbres.

Certains arbustes fleurissent bien à l'automne, dont le fuchsia, qui supporte des grappes de fleurs suspendues, d'un magenta voluptueux. Ces fleurs contrastent particulièrement bien avec les grandes aiguilles crémeuses du yucca exotique. L'hibiscus produit des fleurs rouge violacé, violet bleuâtre et blanches, alors qu'un jaune vif spectaculaire et hors saison nous est offert par l'Hypericum « Hidcote » à feuillage persistant. La bruyère est caractéristique à l'automne, et elle est sous son meilleur jour si elle est plantée en masse, pour que les verts et gris que nous lui associons fassent exploser les fleurs roses et le feuillage orange des variétés telles que « l'Orange Queen » ou les fleurs blanches et le feuillage jaune du « Gold Haze ».

L'érable japonais

L'érable japonais est sans aucun doute une des stars de l'automne, car ses feuilles offrent un tableau d'or, d'écarlate vif et de jaune canari. Le toupélo d'Amérique du Nord ajoute du orange à ce spectacle, alors que le Sorbus « Embley » est reconnu pour ses feuilles rouges éclatantes. Le petit Sorbus reducta, qui pousse rarement à plus de 30 cm, fournira aux jardins les plus petits du rouge et du violet, ainsi que des fruits blancs. Après tout, l'automne est la saison des fruits et des baies, et parmi le meilleur des rosiers fruitiers, nous trouvons le rugosa, qui produit des fruits de la taille de tomates cerise.

Bulbes d'automne

Les bulbes qui fleurissent en automne ne sont pas aussi connus que ceux du printemps, à l'exception du cyclamen, qui donne des fleurs roses et blanches au début de l'automne. La nérine est l'un des plus beaux bulbes, surtout la nérine bowdenii, qui est vivace et facile à faire pousser. Elle produit des grappes de fleurs roses très délicates qui forment une courbe féminine aux pointes.

Parmi les plantes herbacées d'automne, nous trouvons l'anémone du Japon, dont les couleurs vont du blanc et crème au rose. Les marguerites Michaelmas sont populaires ; la plus remarquée est l'Aster frikartii, qui se distingue par ses fleurs d'un bleu lavande. Enfin, les chrysanthèmes créent une masse de couleurs : de l'abricot, du mordoré, du blanc, du jaune, du rose et du rouge.

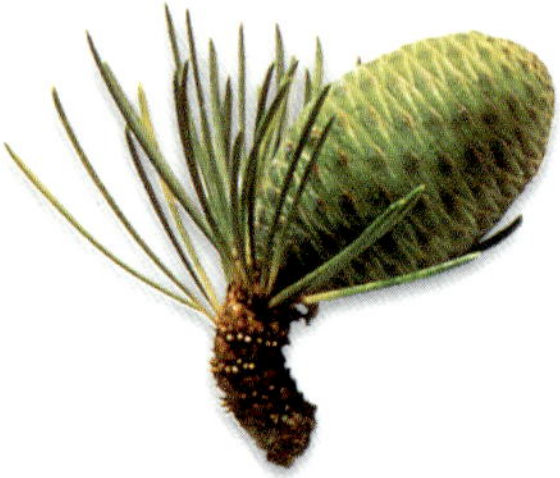

Baies et pommes de pins

Il y a peut-être moins de fleurs en hiver mais baies et pommes de pins abondent.

LE JARDIN EN HIVER

En hiver, tout semble s'être immobilisé. Le sol durcit et est éventuellement couvert de givre blanc ou de neige, les plantes herbacées sont mortes depuis longtemps et les arbres à feuilles caduques et les arbustes s'effeuillent. Les animaux hibernent et les journées raccourcissent et s'assombrissent.

Couleur de l'hiver

À cette période de l'année, les fleurs offrent peu de couleurs dans le jardin, mais divers verts sont apportés par les conifères, et des touches de rouge et de jaune par les baies de divers arbustes. Les contours noirs squelettiques des arbres contrastent aussi fortement avec le ciel gris de l'hiver et la neige.

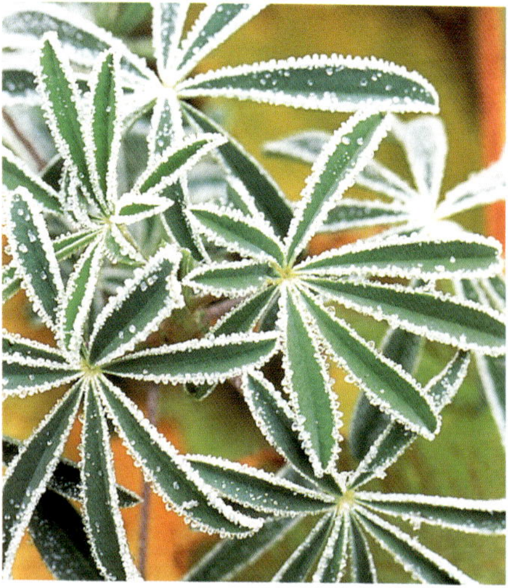

Le givre

L'hiver a sa propre beauté, comme ces feuilles dessinées par le givre.

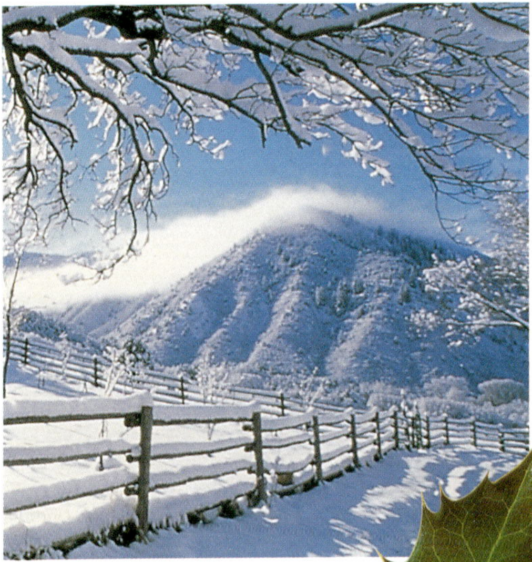

Paysage d'hiver
La blancheur de la neige et le noir de la terre apportent une définition fine au paysage d'hiver.

Se reposer
L'hiver est une période pour se tourner vers l'intérieur, soit devant un feu de cheminée, soit en se promenant dans un paysage silencieux et magnifique. C'est une période où nous économisons notre énergie, comme les animaux et les plantes, jusqu'au retour du printemps.

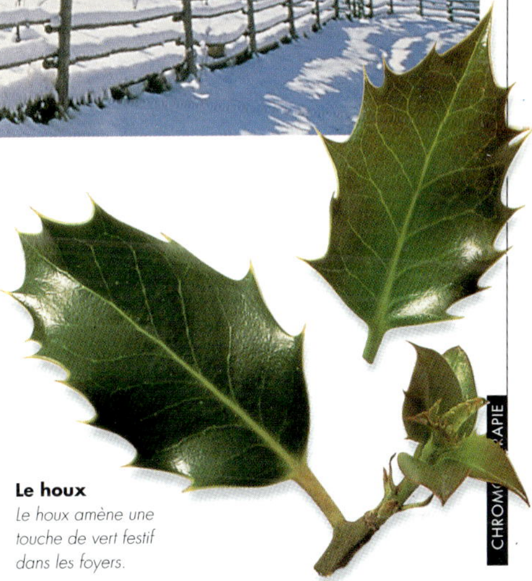

Le houx
Le houx amène une touche de vert festif dans les foyers.

Les plantes et les fleurs de l'hiver

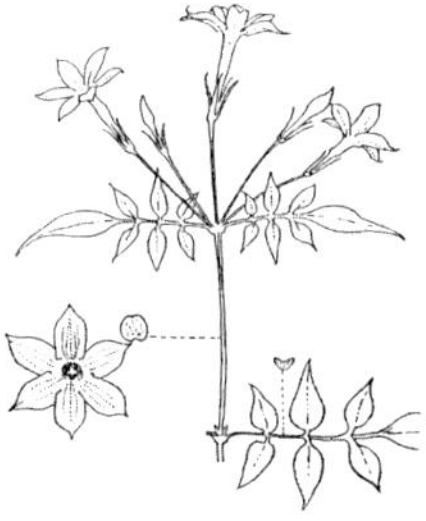

Éclatant
En hiver, la couleur éclate d'autant plus qu'elle très rare.

L'air froid et sec de l'hiver est parfumé par les grandes fleurs blanches ou crème du chèvrefeuille ainsi que par les daphnés, dont les fleurs rose violacé sont suivies de fruits noirs, et le viburnum bodnantense, dont les bourgeons rouges s'ouvrent en fleurs blanches aux touches roses. Éclairant l'obscurité de l'hiver avec ses grandes fleurs jaunes, le jasmin d'hiver est au mieux lorsqu'il est planté le long d'un mur. La clématite à feuillage persistant fleurit également durant tout l'hiver, produisant des fleurs d'un jaune blanchâtre. Les couleurs de l'hiver sont également fournies par les crocus blancs, jaune pâle et jaune foncé, bleus, mauves et violets, ainsi que par les pensées qui fleurissent en hiver, colorées du blanc au rouge riche et foncé.

Les mahonias se remarquent également pour leur feuillage persistant éclatant. L'un des plus beaux est le Mahonia japonica, dont les feuilles raides et épineuses sont accompagnées de groupes de fleurs jaunes pendantes. Ce mahonia fleurit tout l'hiver et donne des baies violettes ou noires.

Le houx et le lierre

Si les couleurs des fleurs se font rares en hiver, ce manque est en partie comblé par les baies de divers arbustes. Les pyracanthas, qui poussent dans tous les sols, produisent une abondance de fruits rouges, orange et jaunes tout au long de l'hiver. Les autres arbustes à baies comprennent notamment le cotonéaster et le houx, synonyme de la grande fête de l'hiver, Noël. Il existe de nombreuses espèces de houx avec diverses feuilles, allant du feuillage persistant large, brillant et inerme au houx doré panaché. Nous croyons souvent que les baies sont rouges, mais elles peuvent aussi être jaunes.

Le lierre pousse en hiver et ses feuilles forment une traînée en diverses couleurs panachées (vert, jaune, argent, gris et blanc). Il se marie bien au houx, comme dans la chant de Noël « Le houx et le lierre ». Un Noël traditionnel ne serait pas complet sans ces deux inconditionnels de l'hiver.

L'ellébore

Une variété idéale d'ellébore est l'Helloborus niger, la rose de Noël. Il pousse à l'ombre à partir du milieu de l'hiver et jusqu'au début du printemps, ses grandes fleurs blanches aux étamines dorées lui apportant de la lumière.

LECTURES COMPLÉMENTAIRES

ANDERSON, MARY, *Colour Healing*, The Aquarian Press, 1979

CAYCE, EDGAR, *Auras, An Essay on the Meaning of Colours*, A.R.E Press, 1973

CHIAZZARI, SUZY, *The Complete Book of Colour*, Element, 1998

DALICHOW, IRENE et BOOTH, MIKE, *Aura-Soma*, Hay House Inc., 1996

GIMBEL, THEO, *Healing Through Colour*, The C.W. Daniel Company Ltd., 1980

GIMBEL, THEO, *The Colour Therapy Workbook*, Element, 1993

GRAHAM, HELEN, *Healing with Colour*, Newleaf, 1996

HOLBECHE, SOOZI, *The Power of Gems and Crystals*, Piatkus, 1989

KELLY, JOHN, *The All-Seasons Garden*, Windward, 1987

LACY, MARIE LOUISE, *Know Yourself Through Colour*, The Aquarian Press, 1989

LACY, MARIE LOUISE, *The Power of Colour to Heal the Environment*, Rainbow Bridge Publications, 1996

OUSELEY, S.G.J., *Colour Meditations*, L.N. Fowler & Co. Ltd., 1949

POLUNIN, MIRIAM, *Healing Foods*, Dorling Kindersley, 1997

SUN, HOWARD & DOROTHY, *Colour Your Life*, Piatkus, 1998

VERNER-BONDS, LILIAN, *Colour*, Southwater, 1999

WALL, VICKY, *The Miracle of Colour Healing*, Thorsons, 1995

WAUTERS, AMBIKA and THOMPSON, GERRY, *Principles of Colour Healing*, Thorsons, 1997

WILLS, PAULINE, *Working With Colour*, Hodder & Stoughton, 1999

ADRESSES UTILES

École Hygeia de
chromothérapie Brook
House Avening
Tetbury
Glos.
GL8 8NS UK.
Tél.: 01453 832150.
Fax: 01453 835757.
Site Internet :
www.rowantree.co.uk/info
/hygeia

AIC, Association
Internationale de la Couleur
46 Cottenham Road
Histon Cambridge CB4
9ES UK.
Tél.: 01223 563403.
Courriel:
michael@kgrevis.freeserve.
co.uk

Aura-Soma Products Ltd.
South Road
Tetford Horncastle Lincs.
LN9 6QB UK.
Tél.: 01507 533581.
Fax: 01507 533412.
Courriel: info@aura-
soma.co.uk.
Site Internet : www.aura-
soma.com

Aura-Soma US Inc. Will
and Trish Hunter PO Box
1688
Canyon Lake
TX-78130
USA
Tél.: 001 210 935 2355
Fax: 001 210 935 2508

Aura-Soma Australie
Harry and Margaret Simon
10 Cygnet Place
Illawong
New South Wales 2234
Australie
Tél.: 0061 2954 11066
Fax: 0061 2954 30240
www.aura- soma.com

Index

REMERCIEMENTS

Je tiens à remercier Dolores pour tout ce qu'elle m'a enseigné durant ces années ; ma soeur Felicité, et Zena, pour leur aide ; enfin, Anne, pour ses délicieuses recettes et surtout pour son soutien et ses encouragements.

L'éditeur souhaite remercier Hélène Enahoro, Ian Louis-Fernand, Helen Furbear, Elizabeth Gough, Tara Grant, Emma Hockridge, J. Kinchett, Ben Lacey, Karen Legg, Kay Macmullan, Janina Sanders, Lorraine Torres, pour leur aide au niveau des photographies.

REMERCIEMENTS POUR LES IMAGES

Tous les efforts ont été faits pour remonter aux détenteurs du copyright et obtenir leur autorisation. Les éditeurs s'èxcusent de toute omission et sont prêts à faire les changements nécessaires pour les prochaines impressions.

AKG, London: 14B, 18B ; /Erich Lessing,18T.

The Bridgeman Art Library, London 58B Wolverhampton Art Gallery, **Corbis, London** 34B Michael Busselle ; 62B, 84, 184 Bettmann ; 66B Louis Ellen Frank ; 70T W. Wayne Lockwood ; 70B Art e Immagini SRL ; 80 Gary Chowanetz-Elizabeth Whiting Assoc ;134B, 207T Eric Crichton ;122 Andrew Cowin-Travel Inc. **The Image Bank, London** 79T, 79B, 157, 191, 206T, 215. **Images Colour Library, London** 78B, 142, 145, 158T, 158B, 158–159, 162T, 166, 170, 178, 202 both, 203 both, /Pat O'Hara, 211. **NASA** 30–31 ALL. **The Stock Market, London** 26, 50, 121, 137, 198, 210B, 214B. **Stone/Getty One, London** 15, 21, 42, 46, 54B, 78T, 86–87, 102T, 102B, 138, 180, 190–191, 195, 206B.

Superstock, London 83.

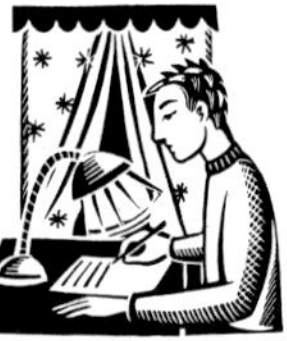